D1672258

Kontrastmittelsonographie in der Gynäkologie

Herausgegeben von
F. Degenhardt

Bearbeitet von
F. Degenhardt
V. Duda
S. Jibril
H. P. Niendorf
R. Osmers
R. Schlief
R. Schürmann
A. Suren

99 Abbildungen
 5 farbige Graphiken
17 Tabellen

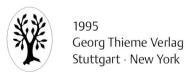

1995
Georg Thieme Verlag
Stuttgart · New York

Die Deutsche Bibliothek – CIP-Einheitsaufnahme

Kontrastmittelsonographie in der Gynäkologie :
17 Tabellen / hrsg. von F. Degenhardt.
Bearb. von F. Degenhardt ... –
Stuttgart ; New York : Thieme, 1995

NE: Degenhardt, Friedrich [Hrsg.]

*Wichtiger Hinw*eis: Wie jede Wissenschaft ist die Medizin ständigen Entwicklungen unterworfen. Forschung und klinische Erfahrung erweitern unsere Erkenntnisse, insbesondere was Behandlung und medikamentöse Therapie anbelangt. Soweit in diesem Werk eine Dosierung oder eine Applikation erwähnt wird, darf der Leser zwar darauf vertrauen, daß Autoren, Herausgeber und Verlag große Sorgfalt darauf verwandt haben, daß diese Angaben dem *Wissensstand bei Fertigstellung des Werkes* entsprechen.

Für Angaben über Dosierungsanweisungen und Applikationsformen kann vom Verlag jedoch keine Gewähr übernommen werden. Jeder Benutzer ist angehalten, durch sorgfältige Prüfung der Beipackzettel der verwendeten Präparate und gegebenenfalls nach Konsultation eines Spezialisten festzustellen, ob die dort gegebene Empfehlung für Dosierungen oder die Beachtung von Kontraindikationen gegenüber der Angabe in diesem Buch abweicht. Eine solche Prüfung ist besonders wichtig bei selten verwendeten Präparaten oder solchen, die neu auf den Markt gebracht worden sind. Jede Dosierung oder Applikation erfolgt auf eigene Gefahr des Benutzers. Autoren und Verlag appellieren an jeden Benutzer, ihm etwa auffallende Ungenauigkeiten dem Verlag mitzuteilen.

Geschützte Warennamen (Warenzeichen) werden *nicht* besonders kenntlich gemacht. Aus dem Fehlen eines solchen Hinweises kann also nicht geschlossen werden, daß es sich um einen freien Warennamen handelt.

© 1995 Georg Thieme Verlag
Rüdigerstraße 14, D-70469 Stuttgart
Printed in Germany

Satz: DataSatz Roßberg, Metzingen-Neuhausen
Druck: Grammlich, Pliezhausen
Buchbinder: Held, Rottenburg am Neckar

ISBN 3-13-101231-5   1 2 3 4 5 6

Adressen

Prof. Dr. med. F. Degenhardt
OA Zentrum Frauenheilkunde
Medizinische Hochschule Hannover
Podbielskistr. 380
30659 Hannover

Dr. med. V. Duda
OA Frauenklinik
Univ.-Klinik Marburg
Pilgrimstein. 3
35033 Marburg

Dr. med. S. Jibril
Zentrum Frauenheilkunde
Medizinische Hochschule Hannover
Podbielskistr. 380
30659 Hannover

Dr. med. H. P. Niendorf
Schering AG
Müllerstr. 178
13342 Berlin

Priv.-Doz. Dr. med. R. Osmers
OA Frauenklinik
Univ.-Klinik Göttingen
Robert-Koch-Str. 40
37075 Göttingen

Dr. med. Dipl.-Phys. R. Schlief
Schering AG
Müllerstr. 178
13342 Berlin

Dr. med. Dipl.-Phys. R. Schürmann
Schering AG
Müllerstr. 178
13342 Berlin

Dr. med. A. Suren
Univ.-Klinik Göttingen
Robert-Koch-Str. 40
37075 Göttingen

Inhaltsverzeichnis

Einsatz von Kontrastmittel bei der
Mammasonographie
V. Duda

Farbdopplersonographie und
Enhancement von Dopplersignalen
bei Ovarialtumoren nach Injektion
von Levovist®
A. Suren, R. Osmers

Einleitung

F. Degenhardt

Etwa 10 bis 20 Prozent aller Partnerschaften bleiben ungewollt kinderlos und die Tendenz ist steigend. Ursächlich kommt hierfür vor allem der Trend, erst in einem späteren Lebensabschnitt die erste Schwangerschaft anzustreben, in Betracht. Das Lebensalter, in dem primär erstmals eine Schwangerschaft geplant wird, ist im Laufe der letzten Jahrzehnte deutlich angestiegen. Junge Frauen sind einer längeren und aufgrund eines geänderten Sexualverhaltens größeren Exposition gegenüber Adnexitiden ausgesetzt. Um sicher zu gehen, daß die Ausbildung und teilweise auch die ersten Berufsjahre nicht durch eine ungewollte Schwangerschaft unterbrochen oder unmöglich gemacht werden, wird immer häufiger zu Verhütungsmethoden wie dem Intrauterinpessar oder der Antibabypille gegriffen. Hierdurch steigt unter anderem das Risiko einer Endometritis oder Salpingitis an. Zu den häufigsten tubaren Sterilitätsursachen zählen die Anwendung von IUD's, wiederholte Adnexsitiden, Chlamydieninfektionen oder Eileiterschädigungen nach Eingriffen an Uterus oder Adnexen. Bei Anwendung der Antibabypille über längere Zeit kann es in seltenen Fällen zu einer hormonellen Dysregulation im Sinne einer Postpillamenorrhea kommen. Der Gedanke, aktiv und definitiv entschieden zu haben, daß eine Schwangerschaft über längere Zeit nicht zustande kommen soll, mag nach einer Phase unerfüllten Kinderwunsches Schuldgefühle auslösen. Außerdem nimmt mit steigendem Alter die Wahrscheinlichkeit zu konzipieren ab, der psychische Streß, innerhalb kurzer Zeit schwanger werden zu wollen, dagegen zu.

Als Sterilität wird die Unfähigkeit zur Empfängnis bezeichnet, die Infertilität ist in der Tatsache, eine Schwangerschaft nicht erfolgreich austragen zu können, begründet. Weiter wird unterteilt in primäre und sekundäre Sterilität bzw. Infertilität, wobei Patientinnen mit sekundärer Kinderlosigkeit bereits Kinder haben oder schwanger waren. In 40–50 % der Fälle liegt die Ursache der Kinderlosigkeit bei der Frau, in 30–40 % beim Mann, in 10–20 % findet sie sich bei beiden Partnern und in 10–15 % bleibt sie ungeklärt.

Betrachtet man die Ursachen weiblicher Unfruchtbarkeit genauer, so entfallen 40 % auf ovariel-endokrine Funktionsstörungen. Etwa 25–30 % gehen auf tubare Fehlfunktionen zurück und ca. 15 % basieren auf zervikalen, uterinen oder vaginalen Störungen. Die uterine Sterilität kann z. B. auf Mißbildungen, entzündlichen oder mechanischen Endometriumschäden, Myomen oder Polypen beruhen. Einer tubaren Sterilität können entzündliche Veränderungen, Mißbildungen, Endometriosen, Myome im Bereich von Tubenabgang, Tubenverlauf oder Funktionsstörungen des Tubenepithels zugrunde liegen. Um nicht erst nach möglicherweise zahlreichen invasiven therapeutischen Eingriffen wie Inseminationen oder intratubaren Spermientransfers festzustellen, daß die Tuben verschlossen sind und somit die Bemühungen um eine Schwangerschaft frustran bleiben müssen, ist es wünschenswert, eine Methode zur Verfügung zu haben, mit der die Tubendurchgängigkeit unter ambulanten Bedingungen schmerzarm, schonend und früh im Rahmen der Sterilitätsbehandlung abgeklärt werden kann.

Zur Kontrolle des Cavum uteri und der Tubendurchgängigkeit stehen als bekannte Verfahren die CO_2-Tubenpertubation, Hysteroskopie, Hysterosalpingographie sowie die Chromolaparoskopie zur Verfügung. Die CO_2-Tubenpertubation erlaubt nur eine ungenügende Überprüfung der Eileiterdurchgängigkeit. Die Hysterosalpingographie erfolgt oft noch in Vollnarkose und ist darüber hinaus mit einer Strahlenbelastung verbunden. Mit der Hysteroskopie, die vielfach in Verbindung mit einer Chromolaparoskopie vorgenommen wird, können fast nur Aussagen über das Cavum uteri getroffen werden. Die einzige Methode, die eine zuverlässige Information über Tubenzustand, Eiauffangmechanismus und Topographie der Organe im kleinen Becken ermöglicht, ist die Laparoskopie. Allerdings sind hierzu Vollnarkose und stationärer Aufenthalt erforderlich.

Durch den Einsatz der vaginalen Sonographie ist es möglich geworden, näher als bisher an die zu beurteilenden Organe im kleinen Becken heranzukommen. Kontrastgebende Flüssigkeiten konnten erstmals auf ihre Aussagekraft bei der

Tubenkontrolle geprüft werden. Es wurden Untersuchungen mit der kontrastgebenden Flüssigkeit Echovist®-200 zur Überprüfung von Uterus und Eileitern unter Einsatz der Vaginosonographie vorgenommen.

Die echogene Substanz Levovist®, welche zum besseren Nachweis von Tumoren in der weiblichen Brust eingesetzt werden kann, wurde auf ihre Aussagefähigkeit in diesem neuen Einsatzgebiet überprüft. Die verbesserte Möglichkeit, Gefäße in Mammatumoren erfassen zu können, erbringt in Verbindung mit der Sonographie Zusatzinformationen über den Aufbau und die mögliche Dignität eines Mammabefundes.

Weiterhin wurde dieses Präparat auch zur Darstellung und Überprüfung auffälliger Tumoren an den Ovarien verwendet. Durch die Möglichkeit, die Gefäßversorgung mit einem Farbdoppler besser als bisher darstellen zu können, sollte überprüft werden, ob hierbei eine effiziente Aussage über die Dignität eines Tumors unter sonographischer Kontrolle möglich ist.

In dem vorliegenden Buch wird über Technik und Einsatz dieser beiden Substanzen berichtet. Bisher mit den echogenen Flüssigkeiten erzielte Resultate werden präsentiert und, soweit möglich, anderen bekannten Verfahren gegenübergestellt.

Klinische Pharmakologie

R. Schürmann, R. Schlief, H. P. Niendorf

1 Pharmakologische Eigenschaften von Ultraschallkontrastmitteln

1.1 Einleitung

Seit den grundlegenden Arbeiten von Gramiak (4) und Meltzer (8) ist bekannt, daß „Mikrobläschen", Gasblasen mikroskopischen Durchmessers, Ultraschall hervorragend streuen. Mikrobläschen spielen wegen ihrer einzigartigen akustischen Eigenschaften eine Schlüsselrolle im Wirkungsmechanismus von Ultraschall-Kontrastmitteln. Ihre Rolle ist der des Jods bei den Röntgenkontrastmitteln oder des Gadoliniums bei den Kontrastmitteln zur Kernspintomographie vergleichbar. Einzelne Mikrobläschen, die keinen zusätzlichen Schutz vor Diffusion des eingeschlossenen Gases in die Trägerflüssigkeit bzw. das Blutserum haben, weisen jedoch nur eine sehr kurze Lebensdauer auf. Unter anderem sind darauf die häufig beschriebenen Schwierigkeiten der Reproduzierbarkeit und Wirksamkeit bei der Anwendung selbst hergestellter „Kontrastmittel" wie z. B. geschüttelter Lösungen zurückzuführen.

Die pharmazeutische Herstellung von Wirkstoffen für die bildgebende Ultraschalldiagnostik, die die Anforderungen an klinisch relevante Reproduzierbarkeit und Wirksamkeit ebenso wie an befriedigende Sicherheit erfüllten, stellt eine innovative Herausforderung dar. Mehr als 25 Jahre experimenteller Arbeit vergingen, ehe die letzten Jahre substantielle Fortschritte durch das erste industriell hergestellte Echokontrastmittel brachten, das von den Behörden zugelassen wurde. Echovist®-300 (Schering AG), das in Deutschland 1991 auf den Markt gebracht wurde, besteht aus Saccharid-Mikropartikeln. Echovist® wurde zunächst für die echokardiographische Untersuchung des rechten Herzens mittels B-Bild oder Farbdopplersonographie entwickelt; hinzu kamen die Phlebosonographie (zur Darstellung des Blutflusses in Bein- und Beckenvenen) und die Hystero-Salpingo-Kontrastsonographie (engl. **Hy**sterosalpingo **Co**ntrast **S**onograph**y**, „HyCoSy") als nicht-kardiologische Anwendungsgebiete. Ein Echovist®-Derivat mit der Codebezeichnung SH U 508 A (Levovist®) ermöglicht nach intravenöser Gabe die Kontrastechokardiographie auch des linken Herzens sowie eine Doppler-Signalverstärkung im gesamten Gefäßsystem (12). Dieses Präparat ist derzeit noch nicht zugelassen.

1.2 Ultraschallkontrastmittel

1.2.1 Wirkungsweise von Ultraschallkontrastmitteln

Im Prinzip sind Ultraschallkontrastmittel Medien, die nach Injektion in das Gefäßsystem oder Einbringen in Körperhöhlen die akustischen Eigenschaften der untersuchten Körperregion ändern.

In der konventionellen Sonographie wird das resultierende Bild im wesentlichen von der Rückstreuung, Spiegelechos an Grenzflächen, Schallabschwächung sowie der Schallgeschwindigkeit im Gewebe beeinflußt. Den wichtigsten Anteil an der Wirkungsweise von Ultraschallkontrastmitteln hat die Rückstreuung, die durch akustische Mikroinhomogenitäten („Streuer") hervorgerufen wird.

Freie Gasblasen, gekapselte Gasblasen (Mikrohohlkugeln) oder kolloidale Suspensionen repräsentieren verschiedene Wirkprinzipien von Ultraschallkontrastmitteln (1,4). Theoretisch (7) und experimentell zeigt sich, daß Gasblasen hinsichtlich der Rückstreueffekte um ein Vielfaches wirksamer sind als z. B. gleich große Feststoffpartikel.

Neben einfachen Rückstreueffekten können Gasblasen durch Ultraschall zu Schwingungen angeregt werden, die die Kontrasteffekte dramatisch verstärken. Gasblasen mit einem Durchmesser von wenigen Mikrometern haben Resonanzfrequenzen (Grund- und Oberwellen) im Frequenzbereich des diagnostischen Ultraschalls. Diese speziellen Eigenschaften könnten zukünftig bei Verwendung entsprechender Technologien eine kontrastmittelspezifische Bildgebung ermöglichen (12).

Eine wesentliche Voraussetzung für die klinische Eignung von Ultraschallkontrastmitteln ist eine ausreichende Druckstabilität während der Injektion und am Untersuchungsort (z. B. in Arterien). Die Schallgeschwindigkeit sollte im physiologischen Bereich eines Gewebes liegen, um Bildartefakte durch geometrische Verzerrungen zu vermeiden.

Die Kontrasteffekte können im Prinzip für alle bekannten sonographischen Modalitäten genutzt werden. Im B-Bild-Verfahren kann das echoarme („schwarze") Blut echogen markiert werden, um den Blutfluß sichtbar zu machen, z. B. um intrakardiale Shunts darzustellen. Ein relativ „schlechtes", verrauschtes Bild kann durch Kontrastmittelapplikation jedoch prinzipiell nicht wesentlich verbessert werden, da die ursächlichen Mechanismen (Schallabschwächung, Gerätesensitivität, Auflösungsvermögen) nicht außer Kraft gesetzt werden können.

Für die Dopplersonographie zur Darstellung von Blutflüssen ergibt sich eine andere Situation. In der Routinediagnostik ist eine Kontrastmittelanwendung nicht erforderlich. Bei Patienten mit diagnostisch unzureichenden Dopplersignalen vermag das Kontrastmittel die Signalintensität und damit das Signal-Rausch-Verhältnis um ca. 15–25 dB zu steigern. Diese Steigerung der Empfindlichkeit ist bereits mit Dosen möglich, die im B-Bild kaum oder nicht darstellbar sind.

1.2.2 Charakteristika von Kontrastmitteln auf Galaktose-Basis

Die zugrundeliegenden Prinzipien von Echovist® und Levovost® sind identisch: Aus Granulen von Galaktose-Mikropartikeln, die unter sterilen Bedingungen in einem technisch aufwendigen Verfahren hergestellt werden, wird vor der Anwendung eine Suspension hergestellt, indem sie entweder mit wäßriger Galaktose-Lösung (im Fall von Echovist®) oder mit Wasser für Injektionszwecke (Levovist®) 5 bis 10 Sekunden lang durch Schütteln vermischt werden. Abb. 1.1 zeigt eine elektronenmikroskopische Aufnahme einer Granule. Nach Disaggregation des „Schneeballs" aus Mikropartikeln entsteht eine milchige Suspension, die aus Luft-Mikrobläschen, ungelösten Mikropartikeln aus Galaktose und Galaktoselösung besteht. Wie allgemein bekannt, bilden sich Blasen in einer mit Gas übersättigten Flüssigkeit wie kohlensäurehaltigem Mineralwasser vornehmlich an bestimmten Stellen der Gasoberfläche. An diesen Stellen können sie sich relativ lange halten, während Blasen im Innern der Flüssigkeit zur Oberfläche aufsteigen. Ähnlich wirkt die mikroskopisch zerklüftete Oberfläche der Mikropartikel als Ursprung für die Bildung von Blasen und als Haftstelle. Außerdem wird durch die Größe der Mikropartikel die Selektion der Bläschen mit einem bestimmten Durchmesserbereich begünstigt. Größere Bläschen verschwinden rasch, wenn sie geschüttelt werden, ebenso wie die in Mineralwasser.

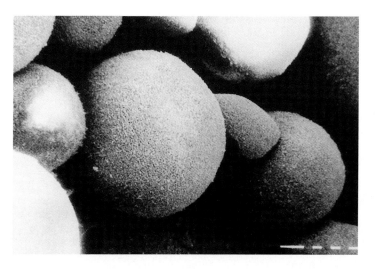

Abb. 1.1   Elektronenmikroskopische Aufnahme einer Granule aus Mikropartikeln (Echovist®)

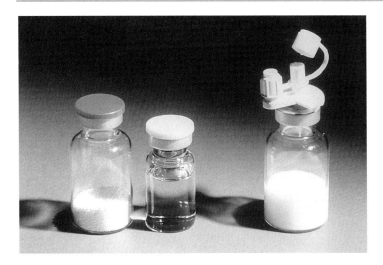

Abb. 1.2 Echovist®-Granulen (links), Galaktoselösung 20 % (Mitte), gebrauchsfertige Echovist®-Suspension (rechts).

Bei Echovist® bestehen diese Mikropartikel aus reiner Galaktose, einem physiologischen Monosaccharid, das in Milchzucker und somit auch in der Nahrung enthalten ist. Bei dem lungengängigen Levovist® enthalten die Mikropartikel Galaktose und als Additiv Palmitinsäure in sehr geringer Konzentration. Abb. 1.2 zeigt Injektionsflaschen mit Echovist®-Granulen (links), Galaktoselösung (Mitte) und der gebrauchsfertigen Suspension (rechts). Ein spezieller Entnahmedorn verhindert dabei die Entstehung eines größeren Unterdrucks, der eine Abnahme der Mikrobläschenkonzentration durch Entgasungsvorgänge zur Folge hätte.

1.2.3 Physikochemische Eigenschaften der Echovist®-Suspension

Die wesentlichen physikochemischen Parameter von Galaktose sind summarisch in Tab. 1.1 aufgeführt; die Strukturformel von D-Galaktose ist in Abb. 1.3 wiedergegeben. Die gesamte Luftmenge pro Gramm Mikropartikel ist geringer als 100 µl. Das Ultraschallkontrastmittel Echovist® ist entsprechend dem jeweiligen Anwendungsbereich zu dosieren. Echovist® ist in zwei Konzentrationen verfügbar (ca. 200 bzw. 300 mg Mikropartikel / ml gebrauchsfertige Suspension), die sich nach Suspendierung von 3 g Granulat in 13,5 ml bzw. 8,5 ml Galaktoselösung (20 % W / V) ergeben.

Die Viskosität der Suspension ist abhängig von der Konzentration und der Temperatur. Sie ist geringer als die von üblichen Röntgenkontrastmitteln, wie in Abb. 1.4 ersichtlich ist. Für die Osmo-lalität sind zwei Werte angegeben. Mit „effektiver" Osmolalität wird die Osmolalität der flüssigen Phase in der Suspension bezeichnet. Unter potentieller Osmolalität verstehen wir die Osmolalität nach Auflösung aller Mikropartikel (Abb. 1.5).

Tab. 1.1 Physikochemische Parameter von Galaktose

Summenformel	$C_6H_{12}O_6$
Molekulargewicht	180,18
Mikropartikelgröße (Echovist®)	2 µm (Median), 99 % < 12 µm Durchmesser

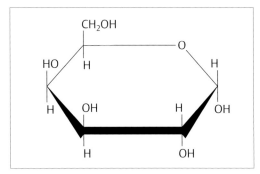

Abb. 1.3 Strukturformel D-Galaktose.

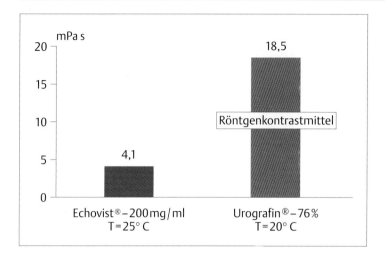

Abb. 1.**4**   Viskosität der Echo-
vist®-Suspension.

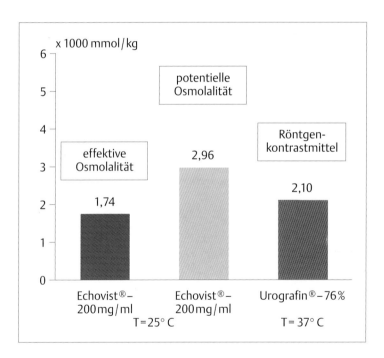

Abb. 1.**5**   Osmolalität der
Echovist®-Suspension.

1.2.4 Pharmakokinetik

Nach intravenöser Injektion lösen sich die Galaktose-Mikropartikel schnell im Blutstrom auf. Bei der Hystero-Salpingo-Kontrastsonographie gelangen die Mikropartikel nach tubarer Pertubation in die freie Bauchhöhle. Die Erwärmung einer Echovist®-Suspension der Konzentration 200 mg/ml auf 37 °C führt in weniger als 30 Minuten zur vollständigen Auflösung aller Mikropartikel; zusätzlich erfolgt eine Verdünnung durch die Peritonealflüssigkeit. Die gelöste Galaktose wird resorbiert und verteilt sich zunächst im Extrazellulärraum. Sie wird Insulin-unabhängig in den Glukosestoffwechsel eingeschleust. Galaktose wird vor allem in der Leber durch Bildung von Galaktose-1-Phosphat gespeichert oder nach Isomerisierung zu Glukose-1-Phosphat und Verstoffwechselung zu CO_2 abgebaut. Überschreitet der Galaktose-Plasmaspiegel 50 mg/100 ml, wird Galaktose renal ausgeschieden.

Die Pharmahalbwertszeit beträgt bei gesunden Erwachsenen 10–11 Minuten. Die Eliminationsrate ist bei Leberkranken in Abhängigkeit von der Leberfunktion vermindert. Ebenso kann nach Alkoholgenuß die Elimination erheblich verlängert sein.

Bei Patienten mit Galaktosämie besteht ein Glukose-1-Phosphat-Uridyltransferase-Mangel bzw. ein Galaktokinasemangel, so daß Galaktose nicht wie üblich metabolisiert werden kann. Galaktosämie ist daher eine Kontraindikation zur Applikation von Galaktose; aufgrund der Symptomatik ist diese hereditäre Erkrankung den Patienten jedoch bekannt und kann daher anamnestisch ausgeschlossen werden.

Galaktose wird seit langem in hoher Dosierung (z. B. i. v. 0,5 g/kg Körpergewicht) zur Leberfunktionsprüfung verwendet (Galaktose-Belastungstest). Es ist bekannt, daß Injektionen dieser Dosis auch von Leberkranken gut toleriert werden. Die Galaktosemenge, die mit den Ultraschallkontrastmitteln zur Diagnostik appliziert wird, überschreitet in der Regel nicht den Galaktosegehalt von 1 Liter Kuhmilch.

1.3 Anwendungsgebiete

1.3.1 Einsatz von Echovist®

Das nicht lungengängige Präparat Echovist®-300 war das erste Echokontrastmittel, das zum Zweck der Zulassung durch die Gesundheitsbehörden ein systematisches klinisches Versuchsprogramm (Phasen I, II und III) durchlief. Der Schwerpunkt war in erster Linie die konventionelle B-Bild-Kontrast-Echokardiographie der Hohlräume des rechten Herzens, die bis vor einigen Jahren das alleinige Anwendungsgebiet für Echokontrastmittel war. Mehr als 2500 Patienten wurden nach intravenöser Injektion untersucht, sowohl echokardiographisch (>2300) als auch phlebosonographisch. Klinisch relevante Veränderungen der Vitalfunktionen und der üblichen, routinemäßig erhobenen blutchemischen und hämatologischen Parameter ergaben sich dabei nicht. Gelegentlich kam es während oder kurz nach der Injektion zu vorübergehendem Wärme- oder Kältegefühl sowie zu Schmerzen in der Umgebung der Injektionsstelle bzw. entlang der abführenden Vene. Diese Symptome sind von der Injektion hypertoner Lösungen her bekannt. In Einzelfällen ist über kurzzeitiges Kribbeln, Taubheitsgefühl, Geschmackssensationen und Schwindel berichtet worden.

Zusammenfassend läßt sich sagen, daß intravenös injiziertes Echovist®-300 von mehr als 2500 Patienten gut toleriert wurde. Die Sicherheit des Kontrastmittels hat sich auch nach Markteinführung bestätigt. Das es sich um ein nicht lungengängiges Saccharid handelt, beschränkt sich das Indikationsgebiet von Echovist® auf das venöse Stromgebiet und auf Körperhöhlen.

1.3.2 Echokardiographie

Die Kontrast-Echokardiographie des rechten Herzens eignet sich besonders für die Diagnose von Shunts auf Vorhof- oder Kammerebene und zum Nachweis einer Klappeninsuffizienz. Darüber hinaus wird die Abgrenzung des Endokards infolge der echogenen Kontrastierung der rechten Herzhöhlen verbessert. Gerade die Tatsache, daß der echogene Kontrasteffekt von Echovist®-300 die Lungenpassage nicht überdauert, ist vorteilhaft für den Nachweis kleiner Rechts-links-Shunts, besonders bei Verdacht auf ein offenes Foramen ovale.

Echovist®-200 erhöht bei der Farbdoppler-Echokardiographie des rechten Herzens die Sensitivität der Blutflußdarstellung. Damit werden zuvor nur schlecht nachweisbare Shunts oder Klappeninsuffizienzen klar erkennbar, besonders bei Patienten mit schlechtem Signal-Rausch-Verhältnis (2).

1.3.3 Phlebokontrastsonographie

Technisch der Phlebographie vergleichbar, wird bei dieser Methode der venöse Rückstrom in peripheren oder zentralen Gefäßen echogen markiert und so die Beobachtung der Hämodynamik im B-Bild ermöglicht oder die Intensität der Ultraschall-Doppler-Signale verstärkt. Damit ergeben sich diagnostische Vorteile beim Ausschluß von Thrombosen oder Gefäßverschlüssen in Fällen, die im normalen Scan unsicher sind, z. B. bei der Kontrolle einer thrombolytischen Therapie, beim Nachweis einer venösen Insuffizienz oder bei der Funktionsprüfung eines Dialyse-Shunts (13).

1.3.4 Hystero-Salpingo-Kontrastsonographie („HyCoSy")

Die sogenannte HyCoSy stellt eine neuartige, nicht invasive Technik zur Untersuchung von tubaren oder uterinen Ursachen weiblicher Sterilität / Infertilität dar. Durch transzervikale Applikation von Echovist®-200 (Konzentration 200 mg / ml) als Indikatorlösung kann die Gebärmutterhöhle echogen abgegrenzt und vor allem die Eileiterdurchgängigkeit gezeigt werden (s. Kap. 2).

Die Pertubation des Uterus mit Echovist®-200, die vorzugsweise mit einem intrauterinen Ballonkatheter erfolgt, analog zum Vorgehen bei der Röntgen-Hysterosalpingographie, ist gut verträglich, wie in klinischen Prüfungen mit insgesamt mehr als 1000 Patientinnen gezeigt wurde. Die dabei beobachteten Begleitsymptome bestehen hauptsächlich in milden, passageren Schmerzen oder vasovagalen Reaktionen, wie sie von Hysterosalpingographie-Untersuchungen bekannt sind. Keines dieser unerwünschten Ereignisse ist den substanzspezifischen Eigenschaften von Echovist®-200 zuzuschreiben; insbesondere wurden keine allergoiden Reaktionen berichtet.

Da die HyCoSy eine zuverlässige und sichere Methode zum Ausschluß von Tubenverschlüssen oder uterinen Anomalien darstellt, eignet sie sich zur Routinediagnostik bei weiblicher Sterilität.

Bei normalem Befund können so der Patientin Zeitverlust und weitere, auch invasive diagnostische Methoden erspart bleiben.

1.4 Einsatz von Levovist®

1.4.1 Ergebnisse klinischer Studien der Phasen II / III

Verschiedene europäische multizentrische klinische Prüfungen der Phase II und III wurden in den Hauptanwendungsgebieten Echokardiographie, Gefäßdoppler- und Farbdoppler-Darstellung der Vaskularisierung von Tumoren durchgeführt. Diese Studien bestätigten bei über 1800 Patienten die erwartete diagnostische Wirksamkeit und gute Sicherheit des Kontrastmittels.

1.4.2 Kontrastechokardiographie (B-Bild und Doppler)

Die Lungenkapillarstabilität von Levovist® nach intravenöser Injektion ermöglicht die kontrastechokardiographische Funktionsdiagnostik auch der linken Herzhöhlen. In klinischen Studien mit transthorakaler Schallableitung waren in 94 – 98 % der Patienten Kontrasteffekte im linken Herzen zu beobachten, davon waren mehr als 80 % diagnostisch ausreichend. Wesentliche Vorteile ergeben sich dabei für die Abgrenzung des Echokards im linken Ventrikel, insbesondere im Bereich der Lateralwand. Die Erkennung von Wandbewegungsstörungen ist im Rahmen der Ischämiediagnostik von besonderer Bedeutung. Weitere Fragestellungen sind die Beurteilung der Ventrikelfunktion, die Erkennung und Abgrenzung von Thromben sowie die Darstellung von Shunts auf Vorhof- oder Ventrikelebene.

Während sich beim B-Bild ein verrauschtes Bild durch Kontrastmittelinjektion nicht wesentlich verbessern läßt, kann eine verrauschte Doppler-Aufzeichnung durch Kontrastverstärkung entscheidend gewinnen. Nachweis und Schweregradeinteilung einer Mitralinsuffizienz werden durch Levovist® verbessert. Nach intravenöser Kontrastmittelinjektion nimmt die Intensität der Doppler-Signale dramatisch zu, und das Ausmaß der Regurgitation stellt sich auf dem Bild besser dar.

1.4.3 Gefäß-Doppler

Die Wirksamkeit von intravenös injiziertem Levovist® in der Doppler-Sonographie von Gefäßen wurde bei einem breiten Spektrum von Doppler-Untersuchungen in allen Körperregionen geprüft. Spektral-Doppler-Analysen und Farbdoppler-Untersuchungen intra- und extrakranieller Arterien, von Leber- oder Nierengefäßen, Beinarterien sowie Arterien des männlichen und weiblichen Genitaltraktes zeigten eine deutlich verbesserte diagnostische Qualität (10). Die Dauer der Doppler-Verstärkung betrug dosisabhängig etwa 30 Sekunden bis zu einigen Minuten. Obwohl sich die Studien auf arterielle Doppler-Untersuchungen konzentrierten, wurden auch Beobachtungen venöser Doppler-Verstärkung berichtet, z.B. in den Beinvenen, der Pfortader und den Gehirnvenen, d.h., ein Teil der Levovist®-Mikrobläschen überdauert sogar die zweite Kapillarpassage nach intravenöser Injektion. Das Anwendungspotential wird dadurch erheblich verbreitert.

1.4.4 Farbdoppler von Tumorgefäßen

Der diagnostische Stellenwert der Doppler-Untersuchung von Tumoren ist noch Gegenstand der Forschung. Die Aussagekraft der Farbdoppler-Sonographie von Tumoren ist noch begrenzt, hauptsächlich durch die Tatsache, daß die Anforderungen hier häufig an die Grenzen des technisch Möglichen reichen. Dies betrifft sowohl die Registrierung der Doppler-Signale selbst als auch die räumliche Auflösung. Erste praktische Erfahrungen mit Levovist® zeigten bei der Darstellung von Tumoren der Leber (5), der Niere und der weiblichen Brust (3,6), daß die Verstärkung der Doppler-Signale über die bisherige Nachweisgrenze hinaus einen wichtigen technischen Vorteil darstellt. Die diagnostische Zuverlässigkeit, mit der die Vaskularisierung verschiedener Tumoren zu erkennen ist, nimmt zu, was von Nutzen bei der Unterscheidung zwischen malignen und benignen Tumoren sein könnte.

1.5 Zusammenfassung

Echovist® und sein lungengängiges Derivat Levovist® stellen das erste erfolgreiche Konzept der pharmazeutischen Entwicklung von Echokontrastmitteln dar. Echovist® ist das erste von einer Gesundheitsbehörde zugelassene Ultraschallkontrastmittel überhaupt. Galaktose, aus dem die Mikropartikel bestehen, ist Bestandteil des Milchzuckers und ist als Testsubstanz zur Prüfung der Leberfunktion wohlbekannt, bei der es in hohen Dosen zugeführt wird. Eine gute Toleranz und Sicherheit der Anwendung dürfen erwartet werden, was sich auch in klinischen Prüfungen bestätigt hat.

Die Mikrobläschen der Kontrastmittelsuspension haben vorteilhafte, akustische Eigenschaften und sind genügend stabil bei physiologischen Druckschwankungen und bei Beanspruchung durch Scherkräfte. Darauf basiert ihre gute Wirksamkeit bei der Echoverstärkung im Gefäßbett nach intravenöser Injektion, wodurch diagnostische Verbesserungen nicht nur in der Echokardiographie, sondern auf allen Gebieten von Ultraschall-Doppler-Untersuchungen der Gefäße erreicht werden. Zusammen mit neuen Verfahren, wie der Hystero-Salpingo-Kontrastsonographie oder der Darstellung von Vaskularisierung von Läsionen in der Brust, könnte die Echokontrastsonographie Eingang in die klinische Routine finden.

1.6   Literatur

[1] Balen, F. G., C. M. Allen, W. R. Lees: Review ultrasound contrast agents. Clin. Radiol. 49 (1994) 77 – 82

[2] v. Bibra, H., F. Hartmann, M. Petrik, R. Schlief, U. Renner, H. Blömer: Kontrast-Farbdoppler-Echokardiographie: Verbesserte Rechtsherzdiagnostik nach intravenöser Injektion von Echovist. Z. Kardiol. 78 (1989) 101 – 108

[3] Duda, V. F., G. Rode, R. Schlief: Echocontrast agent enhanced color flow imaging of the breast. Ultrasound Obstet. Gynecol. 3 (1993) 191 – 194

[4] Gramiak, R., P. M. Shah: Echocardiography of the aortic root. Invest. Radiol. 3 (1968) 356 – 366

[5] Leen, E., W. J. Angerson, H. W. Warren, P. O'Gorman, B. Moule, E. C. Carter, C. S. McArdle: Improved sensitivity of colour Doppler flow imaging of colorectal hepatic metastases using galactose microparticles: a preliminary report. British Journal of Surgery 81 (1994) 252 – 254

[6] Madjar, H., H. Prömpeler, R. Schürmann, A. Göppinger, M. Breckwoldt, A. Pfleiderer: Verbesserung der Durchblutungsdiagnostik von Brusttumoren durch Echo-Kontrastmittel. Geburtsh. u. Frauenheilk. 53 (1993) 866 – 869

[7] Meerbaum, S.: Principles of echo contrast. In: Advances in echo imaging using contrast enhancement, edited by Nanda, N. C., R. Schlief. Kluwer Academic Publishers, Dordrecht, Boston, London (1993) 9 – 42

[8] Meltzer, R. S., G. Tickner, T. P. Sahines, R. L. Popp: The source of ultrasound contrast effect. J. Clin. Ultrasound 8 (1980) 121 – 127

[9] Ophir, J., K. J. Parker: Contrast agents in diagnostic ultrasound. Ultrasound Med. Biol. 15 (1989) 319 – 333

[10] Schlief, R.: Diagnostic potential of intravenous contrast enhancement in various areas of cardiovascular Doppler ultrasound: Efficacy results of a multinational clinic trial with the galactose-based agent SH U 508 A. Echocardiography 10, 6 (1993) 665 – 682

[11] Schlief, R.: Diagnostic potential of intravenous contrast enhancement in various areas of cardiovascular Doppler ultrasound: Efficacy results of a multinational clinical trial with the galactose-based agent SH U 508 A. Echocardiography 10 (1993) 665 – 682

[12] Schrope, B. A., V. L. Newhouse: Second harmonic ultrasonic blood perfusion measurement. Ultrasound Med. Biol. 19 (1993) 567 – 579

[13] Vorwerk, D., H.-B. Gehl, R. Schlief, A. Nelles, R. W. Günther: Dynamische kontrastmittelgestützte Ultraschallkavographie bei Kavafilterpatienten. Ultraschall in Med. 11 (1990) 146 – 149

Klinische Anwendung der Hystero-Salpingo-Kontrastsonographie

F. Degenhard, S. Jibril

2 Die Hystero-Salpingo-Kontrastsonographie zur Kontrolle von Uterus und Eileitern

2.1 Untersuchungsvoraussetzungen

Jeder Hystero-Salpingo-Kontrastsonographie sollte die Abklärung anderer möglicher Sterilitätsursache voranstehen. Hierzu gehören neben Zyklusanamnese, Basaltemperaturkurve, Hormonstatus, Frage nach Operationen, aktuelles Spermiogramm auch die gynäkologische Untersuchung. Ohne diese Grunduntersuchungen sollte dem Wunsch nach einer Tubenkontrolle nur in Ausnahmefällen gefolgt werden. Es ist stets zu bedenken, daß eine Sterilität erst dann angenommen werden kann, wenn das Paar mindestes 12–18 Monate aktiv eine Schwangerschaft anstrebt. Kürzere Intervalle sollten zu einer abwartenden Haltung veranlassen, es sei denn, daß aufgrund der Anamnese andere Erkenntnisse gezogen werden müssen (19).

Die Tubenkontrolle erfolgt fast ausschließlich in der ersten Zyklushälfte nach Abschluß der Periodenblutung. Der ideale Zeitpunkt liegt zwischen dem 8. und 13. Zyklustag, da zu dieser Zeit der Muttermund physiologisch erweitert ist und ein leichtes Plazieren des Intrauterinkatheters erlaubt. Untersuchungen in der zweiten Zyklushälfte sollten nur in Ausnahmefällen erfolgen, da in diesem Zyklusintervall eine Frühestgravidität nicht ausgeschlossen werden kann (5, 10). Wenn in begründeten Fällen in der zweiten Zyklushälfte untersucht wird, ist es sinnvoll, die Patientin über das Risiko der Untersuchung bei Frühestgravidität zu beraten und unterschreiben zu lassen, daß sie im aktuellen Zyklus keinen oder nur geschützten Geschlechtsverkehr ausgeübt hat.

2.2 Ein- und Ausschlußkriterien zur Untersuchung

Die Untersuchung kann jeder Frau, die nicht minderjährig ist, angeboten werden. Meist sind es aber Frauen über 18 Jahre, die mit dem Wunsch nach einer Schwangerschaft vorstellig werden. Bei Patientinnen, bei denen eine Galaktoseintoleranz bekannt ist, darf die Untersuchung nicht erfolgen, da Galactose die Grundsubstanz von Echovist®-200 ist. Das Auftreten dieser Stoffwechselveränderung wird mit 1 : 30 000 angegeben. Diabetikerinnen brauchen nicht von der Untersuchung ausgeschlossen zu werden. Bei Patientinnen mit unklaren Krampf- oder Ohnmachtsanfällen sollte die Tubenkontrolle mit Echovist®-200 nicht erfolgen, es sei denn, die Hystero-Salpingo-Kontrastsonographie wird primär unter stationären Bedingungen geplant. Ein Krampfanfall bei der Untersuchung unter Praxisbedingungen könnte Probleme für Arzt und Patientin aufwerfen und die Methode in Verruf bringen (Tab. 2.1).

Tab. 2.1 Einschlußkriterien zur HKSG

- Bestehender Kinderwunsch
- Abklärung üblicher Sterilitätsparameter
- Kontrolle der männlichen Zeugungsfähigkeit
- Leukozyten im Normbereich

Besondere Vorsicht ist bei Frauen mit vegetativer Labilität oder labilem Blutdruck walten zu lassen. Es ist nicht auszuschließen, daß hier durch eine kurzzeitige Hypotonie eine, wenn auch begrenzte, Nachbeobachtungsphase erforderlich wird.

Prinzipiell kann bei jeder Frau die Tubendurchgängigkeit mit der Hystero-Salpingo-Kontrastsonographie erfolgen. Da aber mit zunehmendem Alter das Schwangerschaftsrisiko ansteigt und gleichzeitig die Schwangerschaftswahrscheinlichkeit zurückgeht, sollte man einer Frau, insbesondere einer Nullipara, die das 33.–35. Lebensjahr überschritten hat, zu einer umfassenderen Abklärung unter Anwendung der Chromolaparoskopie mit Hysteroskopie raten (Tab. 2.2). Denn nur mit dieser Methode ist es möglich, eine exakte Kontrolle des Tubenauffangmechanismus und der Tubenwandbeschaffenheit vorzunehmen. Die Beratung muß insbesondere unter der Überlegung erfolgen, daß das Zeitintervall für eine Schwangerschaft mit zunehmendem Alter kleiner wird.

Tab. 2.**2**   Ausschlußkriterien zur HKSG

- Lebensalter unter 18 Jahren
- Zweite Zyklushälfte
- Blutung ex utero am Untersuchungstag
- Galaktosaintoleranz
- Unklare Ohnmachtsanfälle
- Unklare Krampfanfälle
- Entzündungen im Genitalbereich

2.3 Indikation zur Hystero-Salpingo-Kontrastsonographie

Die Hauptindikation zur Hystero-Salpingo-Kontrastsonographie ist die Kontrolle der Tubendurchgängigkeit bei bestehendem Kinderwunsch (11, 20). Vor jedem Einsatz von Hormonpräparaten, wie Humanes Menopausen Gonadotropin (HMG), Follikelstimulierendem Hormon (FSH), Humanes Choriongonadotropin (HCG) oder anderen Hormonen, ist stets zu überlegen, ob überhaupt die Möglichkeit für ein Zusammentreffen von Eizelle und Sperma besteht. Denn nur wenn dies gegeben ist, kann man der Patientin eine Chance auf eine Schwangerschaft einräumen (34). Da die Hystero-Salpingo-Kontrastsonographie eine ambulante, schmerzarme und kostengünstige Maßnahme ist, sollte sie zum Abklären dieser Situation großzügig angewendet werden.

Ein weiteres wichtiges Einsatzgebiet ist die Tubenkontrolle vor geplanter intrauteriner oder intratubarer Insemination. Diese assistierenden Techniken kommen insbesondere dann zum Einsatz, wenn ein pathologischer Verträglichkeitstest (Sims-Huhner-Test) zwischen Sperma und zervikalem Mukus besteht. Die eingeschränkte Fertilität, durch ein pathologisches Spermiogramm nachgewiesen, kann ebenso Anlaß zu dieser Therapie geben.

Auch die Kontrolle der Tubendurchgängigkeit nach mikrochirurgischen Operationen ist von Interesse. Insbesondere dann, wenn schon bei der Operation beschrieben wurde, daß eine erneute operative Intervention keinen Vorteil mehr für die Patientin im Bestreben nach einer Schwangerschaft erbringt. Auch bei Zustand nach Versorgung einer Eileiterschwangerschaft, sei es durch Laparotomie oder per pelviscopiam, kann dieses Verfahren zur Kontrolle der Tubensituation eingesetzt werden. Sehr kritisch muß die Tubenkontrolle mit Echovist®-200 zur Beurteilung des Tubenzustandes in Vorbereitung auf einen mikrochirurgischen Eingriff gesehen werden. Eine umfassende Beurteilung bei dieser Fragestellung ist

mit dem Verfahren der Hystero-Salpingo-Sonographie nicht möglich, insbesondere nicht zur Tubenwand und Tubenmotilität. Hier ist sicherlich die Laparoskopie der sinnvollere Weg.

Von großem Interesse ist die Darstellung intrauteriner Auffälligkeiten. Myome, Polypen oder Fehlbildungen können mit dem neuen Verfahren gut beurteilt werden. Die Indikation zur operativen Intervention, insbesondere zur hysteroskopischen Abtragung der Veränderungen, kann durch das neue Verfahren sinnvoll unterstützt und vorausgeplant werden. Die bisher obligate Röntgenkontrolle des Befundes entfällt somit (Tab. 2.**3**).

Ein begrenztes Einsatzgebiet ist die Überprüfung der Tubendurchgängigkeit bei Zustand nach Sterilisatio per laparoscopiam. Diese Einsatzmöglichkeit besteht dann, wenn der Operateur aufgrund von Verwachsungen oder anderen Gegebenheiten sich nicht sicher ist, ob er den Tubenquerschnitt vollständig koaguliert oder durchtrennt hat. Die Tubenkontrolle in diesem Zusammenhang sollte aber nicht vor Ablauf von 6 Wochen nach der Sterilisation erfolgen.

Im Rahmen der After-Loading-Therapie kann bei primär nicht operablem Korpuskarzinom die Hystero-Salpingo-Kontrastsonographie ebenfalls Anwendung finden. Hierbei läßt sich die Lage des Tumors im Cavum uteri sowie seine Größe darstellen und vermessen. Auch zur Verlaufskontrolle unter einer Strahlentherapie ist die Methode sinnvoll (Tab. 2.**3**). Ein zusätzlicher Benefit ist hierbei die Ermittlung der Karzinominfiltrationstiefe mittels Vaginosonographie, was mit der zu diesem Zweck bisher eingesetzten Röntgentechnik nicht gelingt.

Tab. 2.**3**   Indikationen zur HKSG

- Unklare Sterilitätsursache
- Stimulationstherapie mit HMG-FSH-HCG
- Inseminationstherapie
- Nach mikrochirurgischen Eileiteroperationen
- Tubenerhaltende Operation nach Eileiterschwangerschaft
- Operative hysteroskopische Myomenukleation

2.4 Vergleich mit anderen Methoden

Zur Überprüfung der Gebärmutterhöhle und der Tubendurchgängigkeit wurden bisher verschiedene Methoden eingesetzt. Es seien CO_2-Tubenpertubation, Hysteroskopie, Hysterosalpingographie und Chromolaparoskopie als bekannteste Untersuchungsmethoden genannt (26, 29, 36, 37).

Die CO_2-Tubenpertubation muß heute, dank anderer Alternativen, als obsolet angesehen werden. Der größte Nachteil dieses Verfahrens liegt darin, daß über das Cavum uteri keinerlei Aussagen getroffen werden können und die exakte Lokalisation vorhandener Tubenveränderungen oder Tubenverschlüsse nicht gelingt. Für dieses Verfahren werden unterschiedliche Zahlen spontan eingetretener Schwangerschaften nach Untersuchung angegeben. Die Angaben reichen von gelegentlich bis hin zu 61,8 %.

Die Hysteroskopie erlaubt im Vergleich zur Hystero-Salpingo-Kontrastsonographie nur eine Information über das Cavum uteri. Die Tubenabgänge im Cavum uteri können zwar beurteilt, aber keine Aussage über deren weiteren Verlauf oder Durchgängigkeit getroffen werden. Meist ist für diese Untersuchung eine Kurznarkose notwendig (17). Zu den Komplikationen des Verfahrens zählen Uterusperforation, Dysregulation von Atmung und Kreislauf sowie Keimverschleppung. Das Passieren des Zervikalkanales kann insbesondere nach operativen Eingriffen an der Portio uteri erschwert oder unmöglich sein (18).

Die Hysterosalpingographie ermöglicht die Beurteilung von Form, Lage und Verlauf der uterinen und tubaren Lumina. Die Durchleuchtung des kleinen Beckens zur Beurteilung der einzelnen Strukturen ist ebenso obligat wie wenigstens eine Röntgenaufnahme zur Dokumentation des Befundes (1, 3, 22). Zur Darstellung der einzelnen Strukturen werden ölige und wäßrige Substanzen eingesetzt, wobei wegen der kürzeren Verweildauer und des geringeren Risikos die wäßrigen bevorzugt werden. Die Ovarialdosis für eine Untersuchung mit einer durchschnittlichen Dauer von 5 – 20 min liegt zwischen 1,0 – 3,6 cGy. Dies allein limitiert den Einsatz des Verfahrens im Verlauf einer Sterilitätsbehandlung (Abb. 2.**1**). Als negativ angesehen werden muß, daß bei der Beurteilung sich die Strukturen nur in wenigen Schnittbildebenen einstellen lassen (24). Von Wichtigkeit ist dies aber zur Darstellung von Auffälligkeiten im Cavum uteri, die einer operativen Revision bedürfen. Risiken dieser Untersuchungsmethode sind Perforationsgefahr, allergoide Kontrastmittelreaktionen, Blutungen und Strahlenbelastung. Es wird über eine spontane Schwangerschaftsrate zwischen 21,0 % und 42,7 % nach Einsatz der Methode zur Tubenkontrolle berichtet (17).

Das effektivste Verfahren zur Beurteilung von Uterus und Eileiter ist die Chromolaparoskopie. Hierbei ist es möglich, alle Abschnitte des inneren Genitales, des kleinen Beckens und Abdomens direkt mit dem Auge zu beurteilen. Beson-

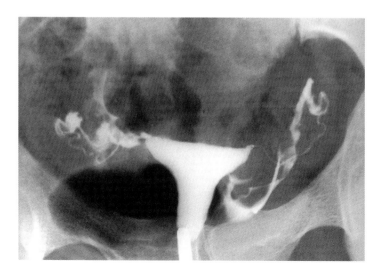

Abb. 2.**1** Darstellung des inneren Genitales mit der Hysterosalpingographie.

ders wichtig ist die Kontrolle der Beschaffenheit der Tubenwand und ampullärem Tubenabschnitt, der mit seinen Fimbrien für die Eizellabnahme vom Ovar verantwortlich ist (Abb. 2.2). Die Gebärmutter kann allerdings nur in ihrer äußeren Form beurteilt werden. Intrauterine Fehlbildungen lassen sich nicht erfassen, was zu den Nachteilen dieser Methode zählt. Daher wird die Untersuchung fast immer in Kombination mit einer Hysteroskopie vorgenommen. Ein großer Vorteil ist, daß laparoskopisch nachgewiesene Adhäsionen, die eine Sterilitätsursache darstellen, in gleicher Sitzung mit entfernt werden können. Auch lassen sich gleichzeitig Aussagen über die Chance einer möglicherweise angestrebten mikrochirurgischen Operation machen.

Als Risiken sind neben der notwendigen Vollnarkose ein Verletzen von Organen beim Einbrin-

gen des Laparoskopes zu nennen. Die Komplikationsrate wird auf 0,5 – 1,0 % beziffert. Aufgrund der Narkose und durch den erhöhten intraperitonealen Druck kann es zu kardialen und pulmonalen Störungen kommen, was einen stationären Aufenthalt nach sich ziehen kann. Als unangenehm geben viele Patientinnen vorübergehende Schmerzen, die durch das kurzzeitig im Abdomen verbliebene CO_2 erzeugt werden, an (26, 28).

Eine erhöhte Schwangerschaftsrate nach Einsatz dieser Methode wird zwar beschrieben, aber ohne Zahlenangabe von seiten der Autoren. Die Übereinstimmung der Befunde zwischen Hysterosalpingographie und Chromolaparoskopie werden in der Literatur mit 65 – 75 % angegeben, was von großem Interesse für den Vergleich beider Verfahren mit der Hystero-Salpingo-Kontrastsonographie ist (25, 39).

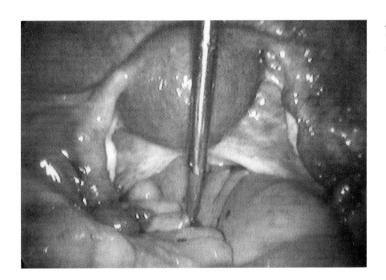

Abb. 2.2   Laparoskopische Beurteilung von Uterus und Adnexen.

3 Technik der Hystero-Salpingo-Kontrastsonographie

3.1 Ultraschallgerät und Instrumente

Zur Kontrolle der Tubendurchgängigkeit kann jedes Ultraschallgerät mit integriertem Vaginalscanner Verwendung finden. Von Vorteil sind Schallköpfe mit einem Blickwinkel größer als 120 Grad. Neben der besseren Übersicht ist im Vergleich zu Scannern mit Bildausschnitt unter 120 Grad eine umfassendere Beurteilung von Uterus und Eileiter in einem einzigen Übersichtsbild möglich. Geeignet sind sowohl frontal als auch schräg zur Hauptachse abstrahlende Schallköpfe. Die Schallfrequenz sollte zwischen 5–7,5 MHz liegen. Mit höheren Schallfrequenzen ist eine Beurteilung größerer Bildabschnitte aufgrund der begrenzten Schalleindringtiefe nicht immer gegeben.

Als zusätzliche Möglichkeit zur Tubenüberprüfung kann ein Vaginalsanner mit gleichzeitiger Möglichkeit zur Dopplertechnik angesehen werden. Auch der Einsatz eines farbkodierten Ultraschallgerätes mit Vaginalscanner ist möglich, aber ebenso wie der vaginale Doppler nicht Voraussetzung für die Hystero-Salpingo-Kontrastsonographie (7,23).

Die Abdominalsonographie ist zwar zur Tubendurchgängigkeitsprüfung geeignet, da aber der Abstand zwischen Schallkopf und Organen im kleinen Becken durch die notwendige Blasenfüllung relativ groß ist, kann dieses Ultraschallverfahren nur bedingt eingesetzt werden. Insbesondere bei adipösen Frauen gelingt eine Beurteilung der Strukturen kaum.

Zur Desinfektion von Vulva und Vagina werden außer einem Desinfektionsmittel Tupfer und eine lange Pinzette benötigt. Zur Einstellung der Portio uteri ist ein Entenschnabelspekulum sinnvoll, da es unabhängig von einer Hilfsperson die Vagina selbständig entfaltet hält. In seltenen Fällen, insbesondere nach Operationen an der Portio uteri, wird zum Sondieren des Zervikalkanales ein dünner Hegarstift (∅ 2 mm) benötigt. Ein Dilatieren des Zervikalkanales ist nicht sinnvoll, da eine entstehende Blutung die Untersuchung negativ beeinflussen kann (Abb. 3.1).

Läßt sich der Ballonkatheter nicht problemlos im Cavum uteri plazieren, so ist es angebracht, durch Einsatz einer Kugelzange, an der Portio uteri befestigt, die Gebärmutter in Streckstellung zu bringen. Hierdurch wird dieser Untersuchungsschritt in den wenigen Problemfällen erleichtert.

Der zur Untersuchung notwendige Ballonkatheter sollte den Querschnitt von 6 Charrier nicht überschreiten, da sonst Probleme beim Einbringen durch den Zervikalkanal in das Cavum uteri auftreten können. An der Katheterspitze ist eine laterale Öffnung zum Austritt der echogenen Flüssigkeit. Daran folgt der Abschnitt des Ballons, der nach Auftreiben durch Luft den inneren Muttermund verlegt.

Zu den eigenen Untersuchungen wurde ein handelsüblicher Blasenkatheter Charrier 6 (∅ 2 mm, Firma Beiersdorf) verwendet. Dieser weiche, doppellumige Ballonkatheter wird routinemäßig zur transurethralen Harnableitung bei Säuglingen verwendet. Der für den Urinbeutel vorgesehene Anschluß wurde durch ein Verschlußteil mit Gummilamelle, wie es für Venenverweilkatheter verwendet wird, abgedichtet. Durch die Gummiperforation kann mittels einer sterilen Nadel das echogene Mittel über den Katheter in das Cavum uteri instilliert werden (Abb. 3.2).

Zum Blockieren des Katheters werden 3–4 ml Raumluft verwendet. Hiervon verbleiben 2,0–2,5 ml im Schlauchsystem und der Rest entfaltet den Ballon. Es wurde bewußt Raumluft und kein Wasser verwendet, da letzteres den Frauen bei einigen Probeeinsätzen mehr Beschwerden bereitete, als es bei Verwendung von Luft der Fall war (8,9). Inzwischen gibt es mehrere Anbieter für einen geeigneten Katheter zur sonographischen Tubenkontrolle. Für die Hystero-Salpingo-Kontrastsonographie wird vom Hersteller der echogenen Flüssigkeit (Schering AG, Berlin) gleichzeitig mit der Untersuchungsflüssigkeit ein Ballonkatheter der Firma Rüsch angeboten, der nach eigenen Untersuchungen problemlos verwendet und empfohlen werden kann (Abb. 3.3).

Zum Aufbereiten der echogenen Flüssigkeit wird zusätzlich zu den in der Originalpackung vorhandenen Teilen eine 20 ml Einmalspritze benötigt (Tab. 3.1).

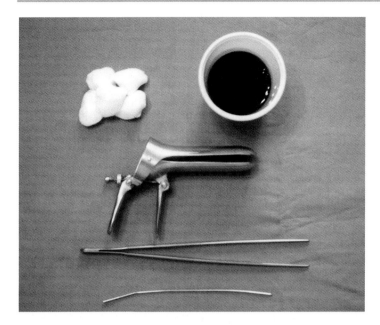

Abb. 3.**1** Instrumente und Verbrauchsmaterial zur Hystero-Salpingo-Kontrastsonographie.

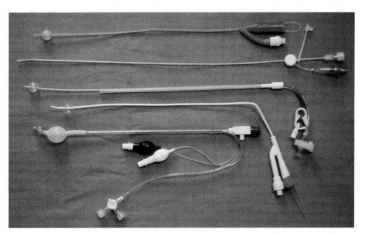

Abb. 3.**2** Katheter für die Hystero-Salpingo-Kontrastsonographie.

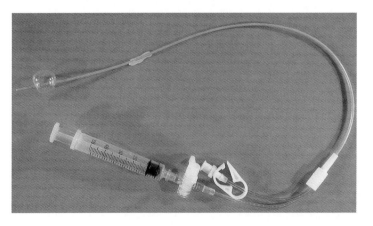

Abb. 3.**3** Katheter mit entfaltetem Ballon.

Tab. 3.**1** Instrumente zur HKSG

- Tupfer
- Desinfektionslösung
- Pinzette
- Kugelzange
- Hegarstift ⌀ 2 mm
- Selbsthaltespekulum
- Untersuchungskatheter
- Einmalspritze 20 ml

3.2 Voruntersuchungen

Vor jeder Tubenüberprüfung sollte die Bestimmung der Entzündungsparameter im Blut erfolgen. Es hat sich in eigenen Untersuchungen erwiesen, daß eine Kontrolle des Leukozytenwertes ausreicht. Der Befund sollte nicht älter als 48 Stunden sein, da sonst eine frische Infektion nicht mehr ausgeschlossen werden kann. Als Grenzwert wurden von uns 10 000 / µl festgelegt. Lag der Wert darüber, wurde die Untersuchung ausgesetzt und erst nach Kontrolle und Vorliegen eines Normalwertes vorgenommen.

Nach Abschluß der Eileiterüberprüfung erfolgte innerhalb von 48 Stunden eine erneute Überprüfung des Leukozytenwertes, um eine mögliche, durch die Untersuchung verursachte Entzündung frühzeitig erkennen zu können.

Eine Scheidendesinfektion in Vorbereitung zur Untersuchung kann zwar vorgenommen werden, ist aber nicht unbedingt notwendig. Vielfach wird das Verwenden von Vaginalsuppositorien von den Frauen als störend empfunden. Die Gabe eines Antibiotikums nach dem Eingriff sollte nur dann erfolgen, wenn ein ampullärer Tubenverschluß diagnostiziert wurde. Durch die zusätzliche Dilatierung der bereits verschlossenen Tube mit echogener Flüssigkeit ist ein Reizzustand mit nachfolgender Entzündung nicht ganz ausgeschlossen.

Sind bei einer zur Untersuchung anstehenden Patientin eine nicht abgeheilte Kolpitis, Endomyometritis, Adnexitis oder andere Entzündungen im Genitalbereich bekannt, so sollte die Kontrolle der Tubendurchgängigkeit auf einen späteren Termin verschoben werden. Das gleiche Management ist auch bei bestehender Blutung ex utero zum Untersuchungszeitpunkt anzuwenden, da eine mögliche aszendierende Entzündung nicht auszuschließen ist.

3.3 Untersuchungstechnik

Die Tubenkontrolle sollte stets auf einem gynäkologischen Stuhl in Steinschnittlage erfolgen. Sterile Kautelen sind einzuhalten und Einmalhandschuhe zu verwenden. Nach Desinfektion von Vulva und Vagina mit Betaisodonalösung® wird zur Einstellung der Portio uteri ein selbsthaltendes Spekulum in die Vagina eingebracht. Durch Verwendung dieses Instrumentes behält der Untersucher die Hände für weitere Untersuchungsschritte frei. Die Portio uteri läßt sich in den allermeisten Fällen gut darstellen, und nur in seltenen Fällen sind hierzu weitere Schritte notwendig.

Anschließend wird der Ballonkatheter unter Einsatz einer Pinzette durch den Zervikalkanal in das Cavum uteri vorgeschoben und mit Raumluft blockiert. Gelingt das Einführen des Ballonkatheters nicht sofort, so kann ein Hegar ⌀ 2 mm zur Sondierung des Zervikalkanales verwendet werden. Selten ist die Anwendung einer Kugelzange zum Fixieren der Portio uteri und Positionieren des Uterus in Streckstellung erforderlich. Probleme bei der Passage des Zervikalkanales können auftreten, wenn die Untersuchung zu einem zu frühen Zykluszeitpunkt vorgenommen wird oder ein Zustand nach operativem Eingriff an der Portio uteri, wie Konisation, Cerclage oder anderer Eingriffe, besteht.

Vor dem Blocken des Ballonkatheters ist die Patientin darauf aufmerksam zu machen, daß leichte Schmerzen durch das Aufdehnen des Cavum uteri entstehen können. Ist die Patientin darauf vorbereitet, erschrickt sie nicht während der kurzen Schmerzsensation. Anschließend wird der Katheter etwas nach kaudal gezogen, bis ein Zugwiderstand entsteht, der anzeigt, daß der Ballon vor dem inneren Muttermund liegt (Abb. 3.**4**). Danach wird das Spekulum entfernt und die Untersuchung kann nach Vorbereitung und Plazierung des Vaginalscanners im oberen Scheidenanteil begonnen werden.

Die echogene Flüssigkeit wird in der Zwischenzeit von einer Hilfsperson vorbereitet. Mit einer 20 ml Einmalspritze wird die Galaktoselösung aufgezogen und in die Flasche mit dem Galaktose-Granulat gefüllt (31, 32). Danach wird diese für 30 – 60 Sekunden leicht geschüttelt, so daß eine gute Durchmischung entsteht. Anschließend erfolgt ein erneutes Aufziehen der echogenen Flüssigkeit in die 20 ml Spritze und ist danach einsetzbar (Abb. 3.**5**).

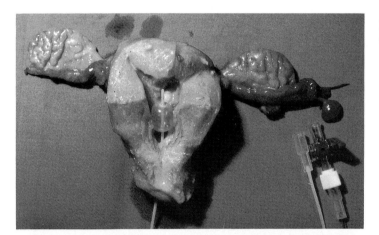

Abb. 3.**4** Ballonkatheter in typischer Lage in einem Operationspräparat.

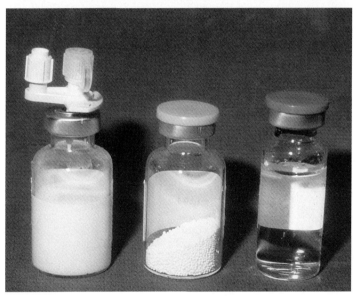

Abb. 3.**5** Echovist®-200 zur Hystero-Salpingo-Kontrastsonographie (rechts / Galaktoselösung – Mitte / Granulat – links / echogene Flüssigkeit nach Zubereitung).

Zu Beginn der Tubenkontrolle ist die Patientin darauf aufmerksam zu machen, daß bei ein- oder doppelseitigem Tubenverschluß Schmerzen auftreten können. Sie wird gebeten, diese sofort mitzuteilen, damit die Flüssigkeit unverzüglich wieder reaspiriert werden kann. Fast immer erkennt der Untersucher schon vor Schmerzbeginn, daß ein Tubenverschluß vorliegt. Zur Darstellung des Cavum uteri reichen 2 – 3 ml der echogenen, kontrastgebenden Flüssigkeit aus, die langsam zu instillieren ist. Hierzu wird der Uterus erst im Longitudinal- und dann im Transversalschnitt dargestellt. Veränderungen der Uterushöhle wie Schleimhautunregelmäßigkeiten, Fehlbildungen, Septen, Polypen oder Myome lassen sich erkennen. Bei einem ein- oder doppelseitigen Tubenverschluß entsteht eine Auftreibung des Cavum uteri ohne Nachweis von echogener Flüssigkeit in den Eileitern.

Die Tubenüberprüfung erfolgt im Transversal- oder Schrägschnitt. Die einzelnen Tubenabschnitte sollten bis hin zum Tubentrichter und Ovar aufgesucht und die weiße Flüssigkeit dort und anschließend im Douglasraum nachgewiesen werden. Der Einsatz eines gepulsten Dopplers erscheint nur bei Unklarheiten über die Tubendurchgängigkeit sinnvoll. Ist die Untersuchung beendet, bleibt der Vaginalscanner so lange in situ, bis der Ballonkatheter entblockt und gezogen ist. Somit besteht abschließend noch die Möglichkeit, Veränderungen im Cavum uteri zu erfassen, die möglicherweise vorher nicht erkannt oder vom Katheter verdeckt waren.

Nach Abschluß der Untersuchung sollte eine erneute Spekulumuntersuchung zur Kontrolle von Vagina und Portio uteri mit gleichzeitigem Auspfen der nach Ziehen des Ballonkatheters retrograd geflossenen Flüssigkeit erfolgen. Die Patientin wird darauf hingewiesen, daß möglicherweise für 1 – 2 Stunden nach der Untersuchung Unterbauchbeschwerden ähnlich einer Periode auftreten können, und daß innerhalb von 24 – 48 Stunden eine Leukozytenkontrolle erforderlich ist.

Zu jeder Untersuchung reicht, abgesehen von Ausnahmefällen, ein einziges Fläschchen (15 ml) Echovist®-200 zur vollständigen Kontrolle der zu beurteilenden Strukturen aus. Die Technik der Hystero-Salpingo-Kontrastsonographie kann von einem mit der Vaginosonographie vertrauten Arzt innerhalb von 10 – 15 Untersuchungen erlernt werden. Die Untersuchungszeit ist anfänglich etwas länger, beträgt aber im Schnitt nicht mehr als 7 – 15 min ohne Dopplerkontrolle.

Sollten Schmerzen bei der Untersuchung aufgetreten sein, so ist es angebracht, der Patientin ein leichtes Analgetikum zu verordnen. Oft hilft auch die sofortige Verabreichung eines Suppositoriums mit Paracetamol.

3.4 Untersuchung mit und ohne Narkose

Die Hystero-Salpingo-Kontrastsonographie ist ein relativ schmerzarmes Verfahren und wird von den Frauen gut ertragen. Eine Prämedikation oder gar Lokalanästhesie in der Scheide in Form eines Parazervikalblockes ist nicht erforderlich. Dies würde die Patientin eher verängstigen, da sie bei Einsatz dieser Vorsichtsmaßnahmen Schmerzen erwartet. Nur in seltenen Fällen und insbesondere bei sehr ängstlichen Frauen ist es sinnvoll, kurz vor der Untersuchung ein leichtes Beruhigungsmittel einzusetzen.

Eine Durchführung der Untersuchung in Kurznarkose würde zur Folge haben, daß der positive psychische Effekt des Miterlebens der Untersuchung verlustig ginge. Auch ein nicht auszuschließender kurzzeitiger Tubenspasmus, möglicherweise durch die Narkose mitbedingt, könnte zur falschen Diagnose eines Tubenverschlusses führen.

Insgesamt wurden von uns 3 Hystero-Salpingo-Kontrastsonographien primär in Narkose ausgeführt. Diese dienten ausschließlich dem Erlernen des unbekannten Handlings mit der neuen Methode. Die Kontrolluntersuchungen in Vollnarkose nach Hystero-Salpingo-Kontrastsonographie hatten den Zweck, einen Vergleich mit den bekannten Methoden zur Tubendurchgängigkeitskontrolle zu ermöglichen (2, 6).

3.5 Hystero-Salpingo-Kontrastsonographie mit Dopplertechnik

Der Einsatz der Dopplersonographie kann, da die Tubenüberprüfung mit der Vaginosonographie schon mit einer hohen Sicherheit gelingt, nur als Zusatzverfahren angesehen werden. Ein weiterer limitierender Grund für die seltene Anwendung dieser Technik ist die Tatsache, daß die Verbreitung der Dopplersonographie noch gering ist und der Erwerb des Gerätes dadurch hohe Kosten verursacht.

Gelingt das Beurteilen der Eileiter nicht uneingeschränkt, so kann der im Vaginalschallkopf integrierte Dopplerstrahl auf die zu untersuchenden Tubenabschnitte ausgerichtet werden. Es bieten sich hierzu der intramurale und isthmische Tubenanteil an. Das Doppelfenster wird so schmal wie nötig gehalten und dann über dem entsprechenden Tubenabschnitt fixiert. Im ampullären Tubenanteil kann das Doppler-Gat grundsätzlich weiter als im uterusnahen Abschnitt gewählt werden. Die Darstellung des Dopplersignals erfolgt in der gleichen Technik wie bei jeder Doppleruntersuchung. Auf Einzelheiten der Dopplertechnik soll hier nicht eingegangen werden (12, 13, 38).

Wenn vorhanden, kann ein farbkodierter Doppler verwendet werden, der das Erfassen des Flusses der echogenen Lösung leichter ermöglicht, aber nicht unbedingt Vorteile erbringt. Die Flußgeschwindigkeit muß hierzu auf ca. 50 m / s vorgewählt und das Dopplerfenster eng gehalten werden, da sonst überall Farbreflexe in dem zu untersuchenden Abschnitt nachweisbar sind.

Die Untersuchungszeit für eine einseitige Dopplerkontrolle ist sehr unterschiedlich und hängt von der Erfahrung des Untersuchers mit dieser Technik ab (42). Es müssen aber für jeden Tubenabschnitt wenigstens 3 min veranschlagt werden. Besonders wichtig ist, daß für die Dopplerkontrolle eine größere Menge der echogenen Flüssigkeit benötigt wird. Es ist vor Beginn der Zusatzuntersuchung darauf zu achten, daß noch ausreichend echogene Flüssigkeit vorhanden ist, da sonst ein weiteres Fläschchen erforderlich wird, was sich kostenmäßig niederschlägt.

3.6 Hystero-Salpingo-Kontrastsonographie in der 3D-Technik

Die Technik der dreidimensionalen Ultraschalldarstellung ist neu und bisher wegen der noch relativ hohen Anschaffungskosten wenig verbreitet. Es wird zur Untersuchung ein Ultraschallgerät mit integriertem 3D-Mode benötigt. Der Vaginalschallkopf ist gleich den bisher bekannten.

Nach üblicher Darstellung eines Befundes wird die 3D-Technik zugeschaltet und der Befund dargestellt. Nach Einstellung der zu beurteilenden Struktur bleibt der Schallkopf für ca. 20 s in einer Ruheposition fixiert und der 3D-Scanner rotiert in dieser Zeit um seine eigene Achse und registriert dabei eine große Abfolge von Einzelbildern. Danach wird das Sonobild in 3 Einzelbildern in unterschiedlichen Schnittebenen auf dem Monitor abgebildet. An den Einzelbildern können nun, ohne daß die Patientin weiter sonographiert werden muß, unterschiedliche Schnittbilder in differenzierten Schnittbildebenen eingestellt werden. Hierbei ist es möglich, alle im Ruhezustand des Scanners aufgenommenen Einzelbilder nachzustellen. Nach Abschluß der Einstellung kann ein dreidimensionales Bild als 4. Einzelbild erzeugt werden, das im Gegensatz zu den bekannten Ultraschallbildern eine verbesserte Beurteilung des Befundes ermöglicht (7).

Durch den Einsatz des 3D-Verfahrens ist es möglich, zusätzliche Informationen über den zu beurteilenden Befund zu erlangen. Ein genereller Einsatz dieser Ultraschalltechnik ist aber zur Kontrolle der Tubendurchgängigkeit nicht erforderlich.

Befunde mit der Hystero-Salpingo-Kontrast-sonographie

F. Degenhardt

4 Sonographische Normalbefunde

4.1 Uteruskontur und Myometrium

Die Überprüfung des Uterus sollte stets mit einem sonographischen Longitudinalschnitt beginnen. Hier können Form und Größe begutachtet und, soweit vorhanden, Auffälligkeiten dargestellt werden. Gleichzeitig läßt sich bereits ohne echogene Flüssigkeit ermitteln, ob Veränderungen wie z. B. Fehlbildungen oder Myome vorhanden sind. Anschließend sollte ein Transversalschnitt eingestellt werden. In dieser Bildeinstellung können bereits erfaßte Veränderungen kontrolliert und möglicherweise besser zugeordnet werden.

Beim Nachweis von Myomen ist deren Lage zum Cavum uteri zu beschreiben. Da bei der Kontrastsonographie nur Myome, die von echogener Flüssigkeit umspült werden, zusätzlich beurteilbar sind, sollten Myome anderer Lokalisation vorher erfaßt sein. Besonders wichtig sind die intramural gelegenen, da sie mit der Hysteroskopie oder Laparoskopie kaum erfaßbar sind.

Myome haben sonomorphologisch eine mäßig echogene, inhomogene Binnenstruktur. Meist sind sie von einer sonographisch schmalen echogenen Kapsel umgeben, deren Darstellung aber nicht stets gelingt. Liegen sie submukös, so führen sie oft zu einer Verformung oder Vorwölbung des Endometriums im Cavum uteri. Bei intramuraler Lage kommt es nicht immer zu einer Veränderung der Uterusform, eher zu einer Volumenzunahme der Gebärmutter. Die subserösen Myome sind sonographisch gut zu beurteilen, da sie stets zur Verformung der äußeren Uterusform beitragen. Schwierigkeiten bei der Beurteilung können Verkalkungsherde im Myom erbringen, da diese zu einer dorsalen Schallauslöschung führen und somit die Beurteilung anderer Strukturen erschweren können. Bei multiplen Myomanlagen kann es vorkommen, daß ein Myom vom anderen verdeckt wird und somit der Erfassung entgeht.

Zur Verlaufskontrolle von Myomen hat es sich als positiv herausgestellt, das Myomvolumen zu ermitteln. Hierdurch ist es möglich, ein Myomwachstum besser als mit der reinen Flächenbeurteilung zu erfassen. Das zu beurteilende Myom ist im Untersuchungsablauf in zwei 90 Grad zu-

einander stehenden sonographischen Schnittebenen zu vermessen. In der einen Ebene werden die 2 größten Querschnitte und in der anderen zusätzlich der größte Durchmesser erfaßt. Aus diesen drei Querschnittswerten kann das Volumen errechnet werden. Bei eigenen Untersuchungen hat es sich gezeigt, daß bei fehlendem Myomwachstum in unterschiedlichen Untersuchungsgängen eine Volumenabweichung von 10–15 % entstehen kann. Größere Volumenschwankungen entsprechen einer Verkleinerung oder einem Wachstum des Myoms.

Nicht selten lassen sich im Myometrium neben den schon erwähnten Myomen auch echoleere, runde bis unförmige Veränderungen nachweisen. Es handelt sich hierbei meist um Ovula nabothi oder Endometrioseherde. Ovular nabothi finden sich meist in der Cervix uteri und können einen Querschnitt von 10–15 mm erreichen. Sie besitzen eine echoleere Binnenstruktur mit dorsaler Schallverstärkung. Diese physiologischen Auffälligkeiten finden sich sowohl singulär als auch in multipler Formation und bedürfen meist keiner weiteren Behandlung (Abb. 4.**1**).

Endometrioseherde im Myometrium weisen oft ein geringes echogenes Binnenmuster als die Ovula nabothi auf, und es fehlt die echogene Ringstruktur zirkulär um den Befund. Da sie operativ kaum anzugehen sind, bleibt nur die medikamentöse Behandlung oder die vaginosonographisch gesteuerte Punktion mit mehrmaliger Spülung des Hohlraumes mit steriler Flüssigkeit.

Zum Gebärmutterinnenraum hin stellt sich sonographisch die im Längsschnitt schleifenförmige und im Querschnitt ovaläre Struktur des Endometriums dar. Veränderungen, die auf eine Uterusfehlform hinweisen, können primär bei der Untersuchung ohne Kontrastmittel an der nicht physiologischen Form des Uterus oder der Endometriumkonfiguration erfaßbar sein. So läßt sich ein Uterus subseptus an einem in der Mitte unterbrochenen Schleimhautreflex erkennen. Durch die mediane Teilung des Endometriums entstehen zwei unabhängig voneinander dargestellte Schleimhautstrukturen. Im Verlauf der Untersuchung kann durch Lageveränderung des Scanners in der Längsachse oder Rotation das

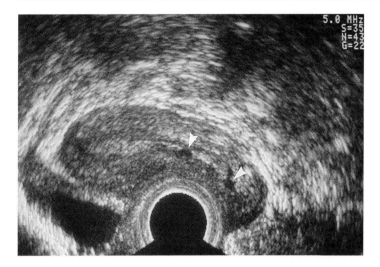

Abb. 4.**1** Uterus im Longitudinalschnitt mit 2 Ovula nabothi (➤).

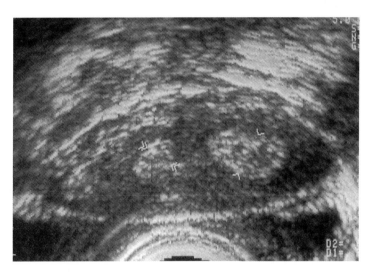

Abb. 4.**2** Vaginosonographischer Querschnitt Uterus subseptus. Jedes Cavum uteri zeigt einen Schleimhautreflex (➤).

Ausmaß des Uterusseptums bereits erahnt werden (Abb. 4.**2**). Dies ist für eine spätere Operationsplanung von Vorteil. Primär kann hierbei schon entschieden werden, ob der vaginale oder abdominale Operationsweg zur Beseitigung dieser Veränderung der optimalere ist.

4.2 Cavum uteri

Die Überprüfung des Cavum uteri sollte unter Einstellung eines sonographischen Längsschnittes beginnen. In dieser Projektion stellt sich das Endometrium in längsovaler Ausdehnung und je nach Zyklusdauer in unterschiedlicher Dicke dar. Durch geringe Lageveränderung des Scanners in

transversaler Richtung kann die Schleimhaut im ganzen Cavum uteri Schritt für Schritt beurteilt werden. Der in der Gebärmutterhöhle plazierte Ballonkatheter stellt sich in dieser sonographischen Einstellung als ringförmige echogene Struktur mit einem dorsalen Schallauslöschphänomen dar (Abb. 4.**3**). Ist der Katheterballon kranial im Cavum uteri plaziert, so kann seine Lage unter sonographischer Konrolle durch Zug am aus der Vagina ragenden Ende korrigiert werden.

Zeigen sich in dieser Scannereinstellung Auffälligkeiten im Cavum uteri oder waren diese bereits vorab bei der Ultraschalluntersuchung vermutet worden, so ist es möglich, die Untersuchung mit der Instillation von 5 – 10 Aqua dest. zu

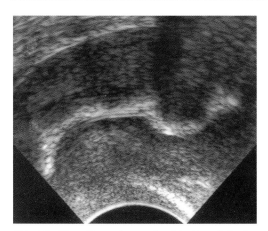

Abb. 4.**3** Uteruslängsschnitt mit geblocktem Ballonkatheter.

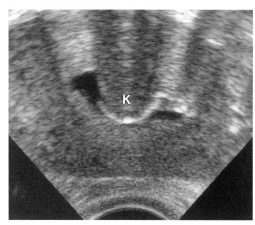

Abb. 4.**4** Ballonkatheter (K) im Fundus uteri von Aqua dest. umspült.

beginnen. Durch das Eingeben der Flüssigkeit treibt sich die Gebärmutterhöhle auf und läßt somit eine Beurteilung von Strukturen im Cavum uteri zu (Abb. 4.**4**). Submuköse Myome oder Schleimhautpolypen werden von der echoarmen Flüssigkeit umspült und lassen sich gut beurteilen. Es sei aber darauf hingewiesen, daß bei der nachfolgenden Instillation der echogenen Flüssigkeit sich diese erst nach kurzer Zeit mit dem Aqua dest. vermischt und anfänglich die Untersuchung stören kann. Von Wichtigkeit ist die Erfahrung, daß bei einem ein- oder doppelseitigen Tubenverschluß oder zeitlich begrenztem Tubenspasmus bereits bei diesem Untersuchungsschritt Schmerzsensationen verursacht werden können, die sich negativ auf die nachfolgende Tubenkontrolle auswirken. Gleichzeitig ist ein Ablösen von oberflächlichen Endometriumanteilen möglich, die vorübergehend den Isthmus tubae uterinae verlegen können. Hierdurch kann bei der nachfolgenden Tubendarstellung ein intramuraler Tubenverschluß vorgetäuscht werden und somit versehentlich zur falschen Diagnose führen. Es hat sich bei den von uns durchgeführten Untersuchungen herausgestellt, daß mit dem alleinigen Einsatz von Echovist®-200 die Beurteilung des Cavum uteri effektiv, wenn nicht gar suffizienter ist als mit Aqua dest. als Vorlauf. Nicht vergessen werden darf, daß unter alleinigem Einsatz der echogenen Flüssigkeit Untersuchungszeit und Schmerzreaktionen minimiert werden können. Gleichzeitig wird durch Verwendung der geringeren Flüssigkeitsmenge auch das primär

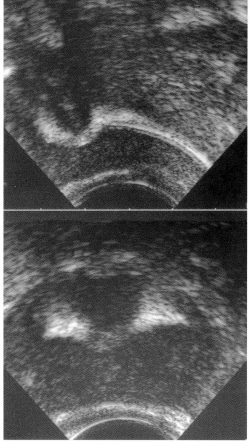

Abb. 4.**5** Vaginosonographischer Longitudinal- und Transversalschnitt.

schon niedrige Risiko einer Entzündung im Genitalbereich zusätzlich vermindert.

Zur Beurteilung des Cavum uteri werden von der Hilfsperson langsam 2–3 ml der echogenen Flüssigkeit ohne Druckanwendung über den Ballonkatheter in die Gebärmutterhöhle instilliert. Das Einfließen und Verteilen der Flüssigkeit kann im Longitudinalschnitt gut beurteilt werden. Ein langsames Instillieren ist wichtig, weil unter diesen Bedingungen die Flüssigkeitsstraße schon im Zervixbereich auffindbar ist und durch die Beobachtung des Ausbreitens im Cavum uteri schon wichtige Informationen über dessen Beschaffenheit ermöglicht.

Ist das Cavum uteri vollkommen von der echogenen Flüssigkeit ausgefüllt, kann durch langsame Rotationsbewegungen des Scanners die gesamte Gebärmutterhöhle überprüft werden. Hierbei ist besonders auf eine glatte Abgrenzung des Flüssigkeitsrandes zum Endometrium hin zu achten, um die Möglichkeit, kleine Polypen zu erfassen, nicht zu vergeben. Das Cavum uteri stellt sich im Longitudinalscan als längsovale Struktur mit glatter Randbegrenzung dar. Zum Fundus uteri hin imponiert der Abschluß bogenförmig. Nach dorsal findet sich durch die Totalreflexion des Echovist®-200 ein fast vollständiges Auslöschphänomen.

Ist dieser Untersuchungsvorgang abgeschlossen, wird der gleiche Ablauf noch einmal im Transversalschnitt ausgeführt (Abb. 4.5). Hierbei ist es möglich, die Form der Gebärmutterhöhle vom Tubenabgang beiderseits bis zum Abschnitt des inneren und in vielen Fällen bis zum äußeren Muttermund darzustellen. Hierzu muß bei retro-

flektierter Gebärmutter der Scannergriff zur Symphyse und bei anteflektiertem Uterus noch dorsal bewegt werden.

Das Cavum uteri stellt sich im sonographischen Querschnitt in typischer Dreiecksform dar (Abb. 4.6). Gut gelingt diese Präsentation bei einer in Streckstellung oder normaler anteflektierter Stellung liegenden Gebärmutter. Hingegen bei steil ante- oder retroflektiertem Uterus ist die Darstellung erschwert. Bei der Begutachtung des Cavum uteri liegt der Ballonkatheter im unteren Abschnitt der Gebärmutterhöhle über dem Isthmus uteri. Er ist leicht an seiner runden Struktur mit echoarmem zentralen Bezirk zu erkennen. Die Flüssigkeit ist zum Endometrium hin scharf begrenzt und zeigt im Fundusbereich eine leichte konvexe Wölbung. Oft ist im Fundus uteri eine sanfte konkave Begrenzung im Sinne eines leichten Uterus arcuatus nachweisbar, was aber für die spätere Sterilitätstherapie keinerlei Bedeutung hat. Zur Pars uterina tubae hin verjüngt sich der darstellbare echogene Reflexbereich und geht dann als dünnes, glatt begrenztes röhrenförmiges Areal in den Isthmus tubae uterinae über.

Das durch die dorsale Schallauslöschung des Ballonkatheters primär nicht einsehbare Areal des Cavum uteri kann am Ende der Untersuchung überprüft werden. Nach Entfernen des Katheters entfällt die Schallauslöschung und der Bezirk wird der Kontrolle zugänglich und daher sollte diese Kontrolle zum Schluß der Untersuchung erfolgen (Abb. 4.7).

Alle Abschnitte des Cavum uteri sind im Verlauf der Untersuchung durch Veränderung des Scanners in Längs- und Querrichtung einzustel-

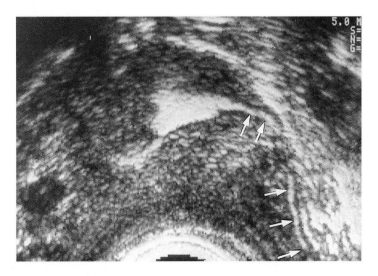

Abb. 4.**6** Uteruslängsschnitt mit dreizipfligem Cavum uteri sowie offener intramuraler und isthmischer Tubenbereich rechts (↗).

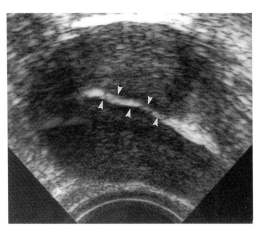

Abb. 4.**7** Unauffälliges Cavum uteri mit echogener Flüssigkeit (➤) nach Abschluß der Tubenkontrolle und gezogenem Katheter.

4.3 Tubensituation

Die Überprüfung der Eileiter sollte mit Darstellung der intramuralen Tubenabschnitte beginnen. Hierzu ist der Schallkopf in seiner Transversalebene etwas zu lateralisieren, um den Tubenabgangswinkel erfassen zu können. Ist dieser Teil der Salpinx offen, so stellt sich sofort oder nach erneuter Instillation von 1 – 2 ml Echovist®-200 eine weiße, zum Rand hin scharf begrenzte echogene Struktur dar. Der Abfluß der Flüssigkeit in die weiteren Tubenabschnitte ist ohne Schwierigkeiten an dem sonographisch erfaßbaren Reflex der echogenen Flüssigkeit erkennbar (Abb. 4.**8**).

Nicht immer kommt es sofort zum synchronen Übertritt der echogenen Flüssigkeit in beide Tuben. Oft findet man diese erst in der einen und etwas später in der kontralateralen Tube (Abb. 4.**9**). Dies kann von unterschiedlichen Verhältnissen der Tubenabgänge, unterschiedlichem Widerstand im Tubenbereich, aber auch von einem passageren Tubenspasmus herrühren.

Nicht verwundern darf, wenn die Flüssigkeit nicht unmittelbar in den zu beurteilenden Tubenabschnitt übertritt. Es kann z. B. ein physiologischer Tubenspasmus vorliegen, der einen intramuralen Tubenverschluß vortäuscht. In dieser Situation ist es wichtig, über einen Zeitraum von ca. 5 min zuwarten und zu beobachten, ob verspätet Flüssigkeit nachweisbar wird. Bei den eigenen Untersuchungen hat es sich gezeigt, daß der intramurale Tubenanteil nicht stets sofort durch die Flüssigkeit passierbar ist. Dies könnte erklären, warum bei vielen mit anderen Metho-

len. Nicht immer gelingt die Darstellung uneingeschränkt, aber vorwiegend so, daß eine qualifizierte diagnostische Aussage möglich ist. Ein leichter Zug am Ende des Ballonkatheters kann helfen, die Uterusposition so zu verändern, daß nicht beurteilbare oder gerade nicht ideal einsehbare Gebärmutterabschnitte besser zur Darstellung kommen. Es muß aber darauf geachtet werden, daß durch ein zu heftiges Ziehen am Katheter dieser aus dem Cavum uteri herausbefördert werden kann.

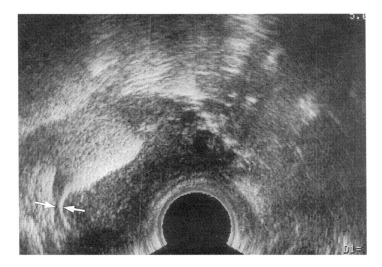

Abb. 4.**8** Uterus im Querschnitt mit offenem intramuralem Tubenabschnitt rechts (➤).

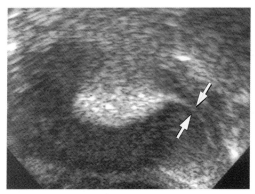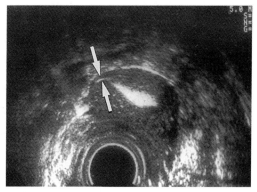

Abb. 4.**9** Uterusquerschnitt mit offenem intramuralem Tubenabschnitt beidseits (→).

den diagnostizierten intramuralen Tubenverschlüssen diese bei einer späteren Kontrolle als durchgängig beschrieben werden. Möglicherweise ist die mit Angst besetzte Untersuchungssituation, die empfundene Schmerzsituation oder ein zu hoher Füllungsdruck im Cavum uteri bei der Tubendarstellung dafür verantwortlich. Um die notwendige Wartezeit zu überbrücken, kann z. B. in der Zwischenzeit die kontralaterale Tube beurteilt werden.

Sind beide intramuralen Tubenabschnitte offen, so werden die weiteren Tubenabschnitte nacheinander überprüft. Nach Austritt aus dem intramuralen Tubenbereich tritt die echogene Flüssigkeit in die nachfolgenden Tubenabschnitte über. Da der Eileiter nicht stets über seine gesamte Länge in einer Bildprojektion erfaßbar ist, muß oft der isthmische Tubenabschnitt langsam abgefahren werden. Ist die Tube auf einem Schnittbild über eine längere Strecke darstellbar, so ist darin verlaufend der ca. 1 mm breite echogene Reflex des Echovist®-200 darstellbar (Abb. 4.**10**). Der glatt begrenzte und röhrenförmige Reflexstreifen präsentiert das bekannte physiologische Muster sich bewegender Flüssigkeit.

Ist die Tube nicht auf einen Blick über eine größere Distanz erkennbar, so kann der punktuelle Reflex der fließenden Flüssigkeit im Tubenquerschnitt bis nach lateral in den ampullären Tubenanteil verfolgt werden, was mit einiger Übung gut gelingt. Sollte man auf dieser Strecke einmal den echogenen Reflex nicht verfolgen können, ihn aber weiter lateral wieder auffinden, so ist davon auszugehen, daß auch der nicht beurteilbare Tubenabschnitt durchgängig ist. Wäre dies nicht der Fall, so ließe sich die echogene Flüssigkeit im weiter ampullär gelegenen Tubenabschnitt nicht nachweisen.

Bei einem physiologischen Tubenspasmus oder unabhängig davon läßt sich oft ein **„Perlschnur-Phänomen"** nachweisen. Es handelt sich hierbei um ein langsames Eintropfen der echogenen Flüssigkeit aus dem intramuralen in den nachfolgenden isthmischen Tubenabschnitt. Sonographisch gewinnt man den Eindruck, daß das Echovist®-200 in Tropfenform und wie an einer Schnur weitergezogen wird. Nach einigen Sekunden ist meist erst ein ungehinderter kontinuierlicher Abstrom der echogenen Flüssigkeit erkennbar. Der Grund hierfür ist nicht ganz klar. Es könnte sein, daß aufgetretene Kontraktionen im Bereich des Ostium tubae internum wechselweise eine kurzzeitige physiologische Engstellung und Erweiterung des Tubenlumens erzeugen, die nur geringe Flüssigkeitsmengen passieren lassen. Nach und nach stellt sich dann wieder eine nor

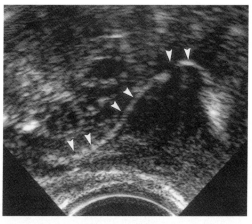

Abb. 4.**10** Isthmischer Tubenbereich mit echogener Flüssigkeit im Lumen (➤).

male Weite ein. Eine andere Überlegung dazu ist, daß der Druck im Eileiter kurzfristig einem Flüssigkeitsstrom entgegensteht. Beide Beobachtungen geben zu der Überlegung Anlaß, daß dieses Phänomen möglicherweise auch das Aufsteigen von Spermien in den Eileiter beeinflussen kann. Dies könnte bedeuten, daß eine unbewußte Streßreaktion bei der Frau dieses Phänomen physiologisch steuert und somit zur Ursache einer unklaren Sterilität beiträgt.

Von großer Wichtigkeit ist die Beurteilung der Pars ampullaris tubae, da diese für den Eiauffangmechanismus verantwortlich ist. Dieser Bereich läßt sich besonders dann gut nachweisen, wenn sich freie Flüssigkeit im Douglasraum befindet, was oft physiologisch der Fall ist (Abb. 4.**11**). Der sonographisch darstellbare Querschnitt der echogenen Flüssigkeit nimmt in diesem Tubenabschnitt an Breite zu, was auch der anatomischen Form der Ampulle entspricht.

Normalerweise befindet sich das Tubenende in der Nähe des Ovars, welches sonographisch fast immer erfaßbar ist. Ist der ampulläre Tubenabschnitt offen und frei beweglich, so ergießt sich die echogene Flüssigkeit über das Ovar. Dieser Vorgang ist vaginosonographisch gut erkennbar. Je nach Lage der Tube zum Ovar läßt sich die Flüssigkeit an entsprechender Stelle sowie um die Ovarialoberfläche darstellen. Sonographisch präsentiert sich diese Situation, als würde ein Trichter, aus dem sich Flüssigkeit entleert, mit seiner größten Öffnung auf dem Ovar aufsitzen (Abb. 4.**12**). Kommen Ovar und Ampulle in der freien Flüssigkeit im Douglasraum zu liegen, so kann es

gelingen, Infundibulum et fimbriae tubae uterinae darzustellen. Diese Strukturen aber immer nachweisen zu wollen, übersteigt die Möglichkeiten der Hystero-Salpingo-Kontrastsonographie.

Ist der Flüssigkeitsaustritt aus der Ampulla tubae nicht in Ovarnähe zu beobachten, sondern etwas entfernt davon, so sind Adhäsionen im ampullären Tubenabschnitt zu vermuten, die eine Beweglichkeit dieses Tubenanteiles beeinträchtigen. Nicht jede Verwachsung ist sonographisch erkennbar, insbesondere dann nicht, wenn es sich um schleierartige, dünne Verwachsungssegel handelt. Werden Adhäsionen vermutet, die insbesondere die Beweglichkeit der Tube behindern, so sollte der Patientin eine Laparoskopie zur weiteren Abklärung vorgeschlagen werden.

Als effektives Beurteilungskriterium zur Kontrolle der Tubendurchgängigkeit hat sich nach eigener Erfahrung der Nachweis der echogenen Flüssigkeit um das Ovar herausgestellt. Alle anderen Nachweismethoden wie Farbdoppler, Doppler-Flow oder kontinuierlicher Flüssigkeitsstrom im Eileiter über einen begrenzten Zeitabschnitt sind nach unserer Erfahrung als zu unsicher anzusehen. Insbesondere ist davon abzuraten, schon bei alleinigem Nachweis echogener Flüssigkeit im Douglasraum ohne Kontrolle der einzelnen Eileiterabschnitte eine freie Tubenpassage zu postulieren (Abb. 4.**13**). Es kann hierbei nicht belegt werden, welche Seite offen ist, ob möglicherweise eine ampulläre Trichterphimose oder gar eine Fistelbildung der Tube zum freien Bauchraum der Grund des Austrittes echogener

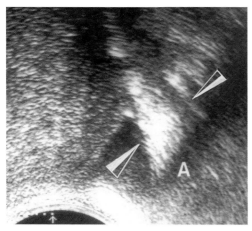

Abb. 4.**11** Mit echogener Flüssigkeit gefüllte Ampullae tubae (A) im Douglas-Raum liegend.

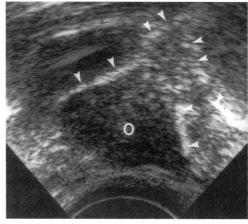

Abb. 4.**12** Ampullärer Tubenbereich (➤) sowie mit Flüssigkeit benetzte Ovarialoberfläche (O).

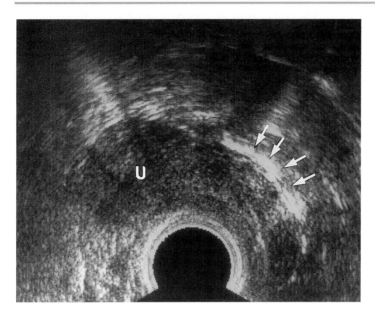

Abb. 4.**13** Uterus (U) im Längsschnitt sowie freie echogene Flüssigkeit im Douglas-Raum (→).

Flüssigkeit ist. Untersuchungsergebnisse auf dieser Basis sind nicht aussagekräftig und bedürfen der Kontrolle durch eine Laparoskopie.

4.4 Dopplertechnik

Die Dopplersonographie, als nicht invasives Verfahren, wird seit Jahren zur Durchblutungsdiagnostik in Hohlräumen des menschlichen Körpers eingesetzt. Bei Unklarheit über die Tubendurchgängigkeit kann diese Maßnahme als additive Kontrolle verwendet werden. Hierzu wird, um eine effektive Aussage erzielen zu können, die Tube in zwei unterschiedlichen sonographischen Einstellungen kontrolliert. Man beginnt primär mit der Kontrolle des uterusnahen isthmischen Tubenanteils. Dabei ist es im Gegensatz zur PW-Dopplersonographie nicht erforderlich, darauf zu achten, daß der Auftreffwinkel des Dopplersignals auf die strömende Flüssigkeit im optimalen Bereich liegt.

Zur Untersuchung wird der Dopplerstrahl über den intramuralen Tubenabschnitt fixiert und dann von der Hilfsperson langsam Echovist®-200 über den liegenden Ballonkatheter in das Cavum uteri instilliert. Die echogene Flüssigkeit läuft langsam aus dem Cavum uteri in den intramuralen Tubenanteil ein. Sobald sie den Bereich des Doppler-Gat passiert, wird ein Flußprofil auf dem Ultraschallmonitor abgebildet. Es entsteht eine langsam anschwellende gleichmäßige Re-

flexkurve. Diese besteht in gleicher Stärke weiter, solange Flüssigkeit in das Cavum uteri appliziert wird (Abb. 4.**14**). Ein Fortbestehen des Flußprofils über einen zeitlich begrenzten Abschnitt ist dabei unwichtig, da bereits der alleinige Nachweis des anschwellenden Flußprofils eine offene Tube belegt. Wird die Instillation der echogenen Flüssigkeit gestoppt, so geht der Schallreflex in gleicher Intensität zurück, wie er begonnen hat. Nach Abfluten ist kein Flußprofil mehr nachweisbar. Anschließend kann der Doppler über dem isthmischen Tubenanteil fixiert und der gleiche Vorgang von neuem ausgeführt werden.

Ist die Kontrolle der einzelnen Tubenabschnitte durchgeführt, so kann anschließend, soweit erforderlich, die kontralaterale Tube in gleicher Weise überprüft werden. Ein Ausdehnen dieses Untersuchungsganges ist nicht sinnvoll, da hierdurch überflüssige Mengen der echogenen Flüssigkeit verwendet und folglich über das Cavum uteri in die freie Bauchhöhle instilliert werden.

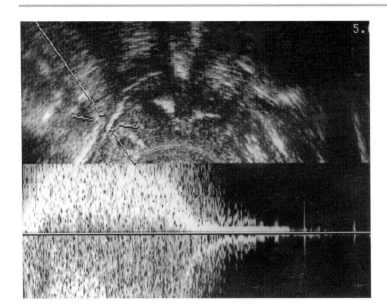

Abb. 4.**14** Dopplersignal bei Tubendurchgängigkeit.

5 Uteruspathologie

5.1 Veränderungen im Cavum uteri

Nachweisbare Veränderungen im Cavum uteri können physiologisch sein, vom weiblichen Zyklus hervorgerufen, von einer Operation herrühren oder auf eine Entwicklungsstörung des Uterus zurückzuführen sein. Erstere sind vorübergehender Natur und die anderen bedürfen je nach Ausprägung einer Therapie. Es muß daher bei jeder Untersuchung darauf geachtet werden, daß die Ursachen der einzelnen Veränderungen nicht miteinander verwechselt werden.

5.1.1 Endometriumstruktur

Beim Einfüllen von Echovist®-200 über den Ballonkatheter in das Cavum uteri lassen sich Unregelmäßigkeiten zwischen der echogenen Flüssigkeit und dem Endometriumreflex schnell erkennen. Als normal sind geringgradige Vorwölbungen der Schleimhaut in die echogene Flüssigkeit hinein oder zapfenförmiges Vordringen der Flüssigkeit in den Endometriumreflex zu bewerten (Abb. 5.1). Diese Strukturauffälligkeiten können partiell oder über das ganze Cavum uteri verteilt sein. Gemeinsam ist ihnen allen das Nebeneinan-

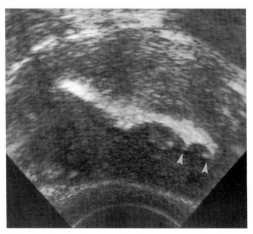

Abb. 5.1 Zapfenförmige Veränderungen im Cavum uteri bei gleichzeitiger unebener Endometriumoberfläche (➤).

der unterschiedlich hoch aufgebauter Endometriumquerschnitte. Die Auffälligkeiten an der Uterusschleimhaut lassen sich zur Kontrolle auch in einer 90 Grad zur ersten Schnittebene gedrehten Bildeinstellung wiedererkennen. Es ist stets eine breitbasige Verbindung der Strukturen zum anschließenden Endometrium erkennbar, was die Unterscheidung gegenüber einem Polypen oder einem Myom ermöglicht. Da ein unterschiedlich hoch aufgebautes Endometrium zu den physiologischen Veränderungen des weiblichen Zyklus gehört, ist diesen Auffälligkeiten kein großer Stellenwert beizumessen.

Selten findet man im Bereich des inneren Muttermundes oder der Blasenumschlagsfalte spitz in das Endometrium und manchmal auch in das Myometrium vordringende Reflexzonen. Die Veränderungen sind schmal, scharf abgegrenzt und können leicht übersehen werden (Abb. 5.2). In der Anamnese der Patientin ist fast immer eine vorausgegangene Schwangerschaft, die durch Sectio caesarea beendet wurde. Veränderungen dieser Art besitzen nur dann eine Bedeutung, wenn sie breit und somit als unvollständige Abheilung der Uterusnarbe nach Kaiserschnitt zu bewerten sind. Der Patientin ist dann vor einer erneuten Schwangerschaft eine Hysteroskopie zur Abklärung anzuraten.

Seltene Veränderungen sind echoleere, runde Areale im Myometrium gelegen. Es handelt sich hierbei fast ausschließlich um kleine Endometriosezysten (Abb. 5.3). Die Frauen berichten meist über Schmerzen zum Menstruationszeitpunkt.

5.1.2 Asherman-Fritsch-Syndrom

Das **Asherman-Fritsch-Syndrom** ist mit seinen Veränderungen denen am Endometrium sehr ähnlich. Die entstandenen Synechien oder Stenosen entstehen durch Ausbildung bindegewebiger Stränge oder Verkleben der Uteruswände miteinander. Auslöser hierfür sind meist unsachgemäß durchgeführte oder in kurzer Abfolge vorgenommene Abrasiones. Sonographisch auffällig ist bei der Hystero-Salpingo-Kontrastsonographie die kaum vorhandene oder fehlende Aufweitung des

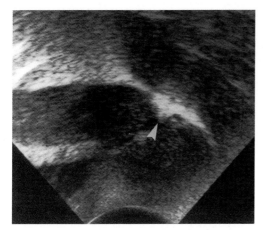

Abb. 5.**2** Spitz verlaufende Veränderungen im Endometrium (➤) bei Zustand nach Sectio caesarea.

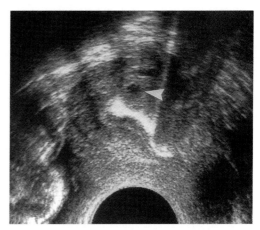

Abb. 5.**3** Unauffälliges Cavum uteri im Längsschnitt mit einer Endometriosezyste im Myometrium (➤).

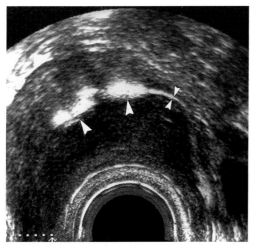

Abb. 5.**4** Unebenes Cavum uteri (➤) bei Asherman-Fritsch-Syndrom. Offener intramuraler Tubenabschnitt rechts (➘).

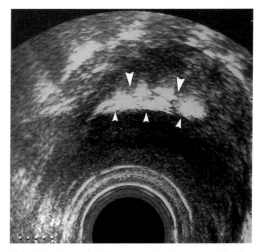

Abb. 5.**5** Unregelmäßige Form des Cavum uteri (➤) bei Asherman-Fritsch-Syndrom.

Cavum uteri und die oft unvollständige Umspülung des Katheterballons durch die echogene Flüssigkeit (Abb. 5.**4**). Neben im Cavum uteri spitz verlaufenden echoarmen Reflexen innerhalb der echogenen Flüssigkeit kommen auch Bereiche mit kaum echogener Flüssigkeit vor. Sonographisch besonders auffällig ist die Darstellung einer insgesamt unebenen Form des Cavum uteri (Abb. 5.**5**, 5.**6**).

Beim Nachweis dieser Veränderungen ist oft das erschwerte oder schmerzhafte Einbringen des Ballonkatheters in das Cavum uteri ein erster früher Hinweis. Der Einsatz eines Hegarstiftes zum Sondieren oder Aufdehnen des Zervikalkanales kann zu einer via falsa und zur Perforation der Uteruswand führen. Von den eigenen gesehenen Fällen dieser Art war es bei einer Untersuchung nur nach Blocken des Katheterballons im Zervikalkanal möglich, diese Auffälligkeit nachzuweisen. Eine Plazierung des Ballons in diesem Uterusabschnitt kann als schmerzhaft empfunden werden.

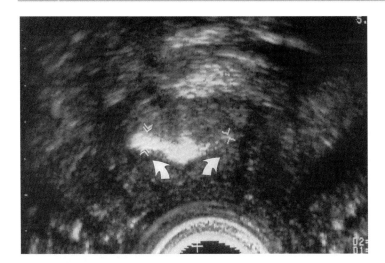

Abb. 5.**6** Asherman-Fritsch-Syndrom mit nur einseitig entfaltetem Cavum uteri (➤).

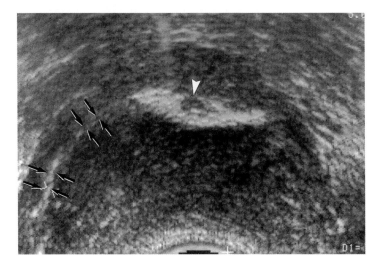

Abb. 5.**7** Kleiner Polyp (⇨) im Fundus uteri. Offener intramuraler Tubenabschnitt rechts (←).

5.1.3 Polypen

Die sonographische Darstellungsform von Polypen unterscheidet sich von physiologischen Veränderungen am Myometrium durch das Ausmaß der Auffälligkeit. Polypen als Wucherungen des Endometriums wölben sich als echoarmes kugeliges Gebilde in das Cavum uteri vor und sind bis auf ihre Basis von echogener Flüssigkeit umgeben (Abb. 5.**7**). Sonographisch imponieren sie zum Endometrium hin unterschiedlich breit oder zeigen eine Stielbildung. Es kann beobachtet werden, daß mit der Flüssigkeitsbewegung des Echovist®-200 im Cavum uteri auch der Polyp hin und her pendelt. Dies ist besonders dann der Fall, wenn ein schmaler Stiel vorhanden ist (Abb. 5.**8**).

Besondere Aufmerksamkeit ist Polypen im Bereich des Tubenabganges zu schenken, da diese, wenn eine längere Stielbildung vorhanden ist, die Tubenöffnung verlegen können (Abb. 5.**9**). Da bei einer Abrasio oft um die Polypen herumgeschabt wird, sollten sie, wenn für die weitere Sterilitätsbehandlung von Bedeutung, je nach Lage und Größe unter hysteroskopischer Sicht abgetragen werden.

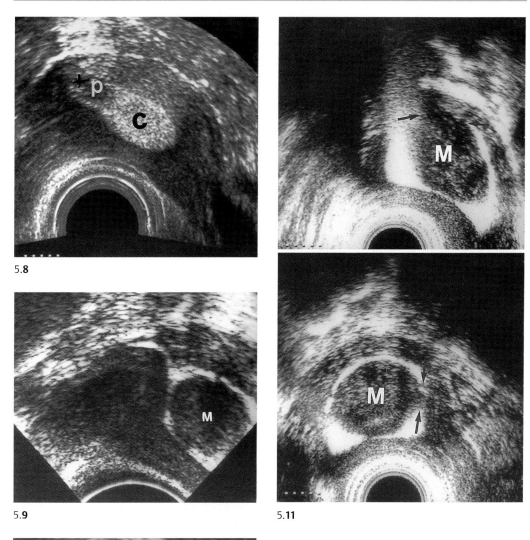

5.8

5.9

5.11

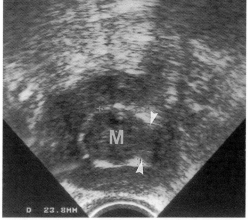

5.10

Abb. 5.**8** Aufgetriebenes Cavum uteri (C) mit Polyp (P) im Bereich des rechten Tubenabganges.

Abb. 5.**9** Myom (M) am Abgang der rechten Tube bei offenem intramuralem Tubenabschnitt.

Abb. 5.**10** Transversalschnitt mit einem Myom (M) im Fundus uteri, welches das ganze Cavum uteri ausfüllt. Der Myomstil ist dargestellt (➤).

Abb. 5.**11** Cavum uteri mit Myom (M) im Longitudinal- und Transversalschnitt und Darstellung des Myomstieles (⇢).

5.1.4 Myome

Myome sind vaginosonographisch gut an ihrem mäßig echogenen Schallecho, verbunden mit einer inhomogenen Binnenstruktur, erkennbar. Das Myomvolumen ist sehr unterschiedlich und kann vom kleinen bis hin zu dem das ganze Cavum uteri ausfüllenden und somit sonographisch schlecht erfaßbaren Myom reichen (Abb. 5.**10**).

Bei der Instillation von Echovist®-200 wird die kugelige Struktur des Myoms von der echogenen Flüssigkeit vollkommen umgeben. Die sonographisch total reflektierende Flüssigkeit ermöglicht eine gute Abgrenzung zur mäßig echogenen Struktur des Myoms. Oberflächenunregelmäßigkeiten sowie die Haftstelle zum Myometrium können dargestellt werden. Hierzu ist es sinnvoll, sich das Myom in unterschiedlichen Schnittbildeinstellungen darzustellen, was durch Rotation des Vaginalscanners in der Längsachse gelingt (Abb. 5.**11**). Für die Myombeschreibung ist es wichtig zu wissen, ob der Befund submukös ist, breitbasig aufliegt oder einen Stiel besitzt.

Bei breitbasig aufsitzenden Myomen erkennt man in weiteren sonographischen Schnittbildebenen stets nur einen Teil des Myoms. Bei diesen Myomen ist es wichtig zu erfassen, ob größere Anteile des Myomvolumens zum Cavum uteri hin gewendet oder im Myometrium plaziert sind. Ist das Myom gestielt, so wird in einer günstigen Schnittbildebene das Ausmaß des Myomstieles sichtbar, da die echoarme Reflexzone zum Myometrium hin schmaler wird. Die Länge des Stieles kann an der echogenen Reflexzone zwischen Myom und Myometrium und der Querschnitt am Ausmaß des echoarmen Bereiches zwischen der ihn umgebenden echogenen Flüssigkeit erfaßt werden. Wichtig für die Beurteilung der Myome ist die exakte Lagebeschreibung im Cavum uteri. Hierzu ist es notwendig zu erkennen, ob es an der Hinter-, Vorder- oder Seitenwand haftet. Dies zusammen mit der Myomgröße ist für eine geplante Behandlung wichtig, da mit der Darstellung gleichzeitig auch über den Weg der Myomabtragung entschieden werden kann.

5.2 Fehlformen des Cavum uteri

Die Fehlformen des Cavum uteri beruhen, wenn sie nicht Folge einer Operation sind, ausschließlich auf Entwicklungsstörungen. Es sollen hier nur sicher zu beurteilende Uterusfehlformen besprochen werden. Nicht alle diagnostizierten Veränderungen benötigen später einer operativen Intervention zum Beseitigen des Befundes und Verbesserung der Schwangerschaftschance. Stets ist bei Verdacht auf eine ausgeprägte Uterusfehlform eine Laparoskopie mit gleichzeitiger Hysteroskopie zu empfehlen.

5.2.1 Uterus arcuatus

Der Uterus arcuatus gehört nicht zu den Uterusfehlformen, die primär die Nidationschance einer Frühschwangerschaft entscheidend beeinflussen. Die konkave Vorwölbung des Fundusbereiches in das Cavum uteri läßt sich mit der Hystero-Salpingo-Kontrastsonographie sowohl im Longitudinal- als auch im Transversalschnitt erfassen. Je geringer die Ausprägung ist, um so schwerer kann ihre Darstellung sein.

Der Nachweis eines Uterus arcuatus im Longitudinalschnitt gelingt nur, wenn der Scanner in seiner Längsachse langsam nach beiden Seiten lateralisiert wird. Das verdickte Myometrium wölbt sich je nach Ausprägung in der Fundusmitte in das Cavum uteri vor. Im fundalen Transversalschnitt, der durch Rotation des Scanners um 90 Grad in seiner Längsachse entsteht, kann das Cavum uteri in gesamter Breite eingesehen und gleichzeitig die Ausprägung des Uterus arcuatus erfaßt werden (Abb. 5.**12**). Allerdings muß zur Bestimmung der größten Myometriumvorwölbung der Scanner je nach Uteruslage zusätzlich nach dorsal oder ventral gekippt oder in der Längsachse nach kaudal bewegt werden. Da der Uterus arcuatus kaum eine Auswirkung auf die Schwangerschaftschance besitzt, ist nur in seltenen Fällen eine operative Therapie erforderlich.

5.2.2 Uterus subseptus et septus

Der Nachweis eines Uterus subseptus oder Uterus septus ist bei bestehendem Kinderwunsch von Bedeutung. Je nach Ausprägung des Septums kann diese Veränderung für eine gestörte Nidation der Zygote mit verantwortlich sein. Erste Anzeichen für diese Fehlbildung lassen sich bereits bei der vaginosonographischen Beurteilung der Gebärmutter erfassen. Im Fundusquerschnitt findet sich eine Unterbrechung des physiologischen Endometriumreflexes. Anstelle der breiten ovalen Struktur stellen sich zwei kleinere gleichartige Reflexe, meist mit einer Unterbrechung in der Mittellinie, dar. Das Echomuster dieses Bereiches entspricht dem des Myometriums. Die Ausprägung des Septums kann durch Darstellung einer

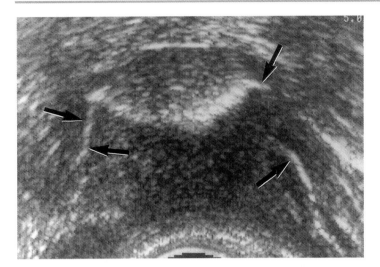

Abb. 5.**12** Geringgradiger Uterus arcuatus mit offenen Tuben beidseits (→).

Abfolge von Transversalschnitten weitgehend erfaßt werden (Abb. 5.**13**).

Nach Instillieren des Echovist®-200 in das Cavum uteri findet sich in der erwarteten querovalen Endometriumstruktur eine Unterbrechung, die je nach Ausdehnung des Uterusseptums unterschiedlich weit nach kaudal reicht (Abb. 5.**14**). Schwierigkeiten mit der Beurteilung der Ausdehnung können auftreten, wenn das Septum fast bis zum inneren Muttermund reicht. Bei diesen Veränderungen wird oft der Ballonkatheter unbemerkt in eine Seite des Uterus vorgeschoben und geblockt. Wird dies nicht registriert, kann es dazu kommen, daß die echogene Substanz sich nur in eine Seite der Fehlbildung ergießt. Dies führt dazu, daß sonographisch ein verkleinert erscheinendes, aber unauffälliges Cavum uteri mit einseitigem intramuralen Tubenverschluß diagnostiziert wird. Um diesen Fehler zu vermeiden, ist es erforderlich, bei Verdacht auf einen Uterus subseptus / septus den Ballonkatheter soweit wie möglich nach kaudal zu ziehen oder ihn im Zervikalkanal zu blockieren (Abb. 5.**15**, 5.**16**). Es ist wichtig, die Verbindung beider Uterusseiten durch den Übertritt der echogenen Flüssigkeit nachzuweisen, sonst kann es dazu kommen, daß ein Uterus subseptus operativ angegangen wird, obwohl möglicherweise ein Uterus duplex vorliegt.

Im Transversalschnitt gelingt es, durch Einstellen unterschiedlicher Schnittebenen die Größe des Septums im Querschnitt und der Längsausdehnung zu erfassen. Ein Ausmessen der Septenlänge ist nur dann möglich, wenn der Uterus sich in vollkommener Streckstellung be-

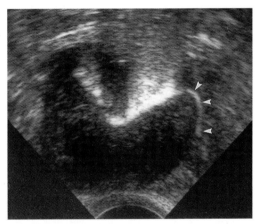

Abb. 5.**13** Ausgeprägter Uterus arcuatus mit offenem intramuralem Tubenabschnitt links (➤).

findet. Alle anderen Uteruspositionen vermitteln nur einen Eindruck der ungefähren Länge, da das Septum nie vollkommen auf einem Schnittbild erfaßbar ist. Je nach Befund kann das nachgewiesene Septum hysteroskopisch revidiert oder am offenen Bauch nach der Operationstechnik von Straßmann oder Bret-Palmer abgetragen werden.

5.2.3 Uterus duplex

Die Darstellung des Uterus duplex ist aufgrund der Anlage zweier Uteri schwierig. Nicht immer besteht ein Kontakt beider Anlagen im Fundus, so daß ihre Lagebeziehung zueinander variabel sein kann. Primär ist diese Veränderung schon durch

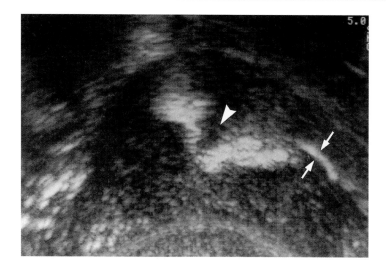

Abb. 5.**14** Uterus subseptus (➤) im Longitudinalschnitt mit offenem intramuralem Tubenabschnitt links.

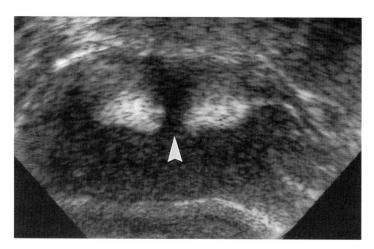

Abb. 5.**15** Uterus subseptus im Transversalschnitt mit Anschnitt des Septums (➤).

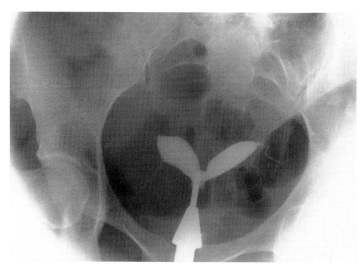

Abb. 5.**16** Hysterosalpingographische Darstellung eines Uterus subseptus.

den Nachweis der doppelten Anlage von Vagina und Portio uteri bei der Spekulum- und Palpationsuntersuchung oder mittels Vaginosonographie diagnostizierbar (Abb. 5.17). Bei Aufnahme der sexuellen Aktivität wird oft unbemerkt immer das gleiche Vaginalrohr verwendet, so daß das andere unentfaltet bleibt. Reicht das Vaginalseptum bis zum Introitus vaginae, so wird es leicht bei der orientierenden Untersuchung übersehen, da es der kontralateralen Vaginalwand eng anliegt.

Die Darstellung dieser Veränderung mit der Hystero-Salpingo-Kontrastsonographie gelingt nur unter Einsatz separater Ballonkatheter in jedem Uterus. Die Flüssigkeit kann nacheinander in jede Gebärmutter eingegeben und das Cavum uteri und die Tube der entsprechenden Seite beurteilt werden. Es zeigt sich meist, daß beide Gebärmutterhöhlen gleich groß sind. Seltener findet man unterschiedlich große Hohlräume. Sind die üblichen Abschnitte des Cavum uteri in bekannter Weise überprüft und die Tube kontrolliert, sollten zum Größenvergleich beide Gebärmutterhöhlen gleichzeitig mit echogener Flüssigkeit angefüllt werden. Hierbei ist es sinnvoll zu versuchen, die Trennwand zwischen beiden Uteri darzustellen (Abb. 5.18). Allerdings ist es oft schwierig, beide Uterushöhlen auf einer Schnittbildebene abzubilden.

Beim Nachweis des Cavum uteri ist darauf zu achten, ob es groß genug ist, eine Schwangerschaft aufzunehmen und diese weit genug auszu-

tragen. Diese Information ist von großem Interesse, da ein Uterus duplex primär nicht operativ revidiert werden muß. Eine Kontrolle des Befundes durch Hystero- und Laparoskopie sollte stets angestrebt werden.

Die Darstellung von Uterushörnern oder seltenen Fehlbildungen am Uterus, die keine Verbindung zum Cavum uteri haben, übersteigt die Fähigkeit der Methode. Hierzu ist die Laparoskopie geeigneter.

5.3 Tubenverschluß

Der Nachweis eines Tubenverschlusses gehört zu den vorrangigsten Aufgaben der Hystero-Salpingo-Kontrastsonographie. Das Vorliegen verschlossener Eileiter kann von entscheidender Bedeutung für ein Paar in dem Bestreben nach einem Kind sein. Bei einem beidseitigen Tubenverschluß, der möglicherweise mikrochirurgisch irreparabel ist, bleibt der Frau nur noch die Methode der extrakorporalen Befruchtung zur Erfüllung des Kinderwunsches.

5.3.1 Intramuraler Tubenverschluß

Bei einem intramuralen Tubenverschluß ist es wichtig zu erfassen, ob dieser ein- oder doppelseitig ausgebildet ist. Sind beide Tubenabgänge verschlossen, so kommt es mit Zunahme der Flüssigkeitsmenge im Cavum uteri zu dessen Aufweitung (Abb. 5.19). Je nach Schmerzempfindung

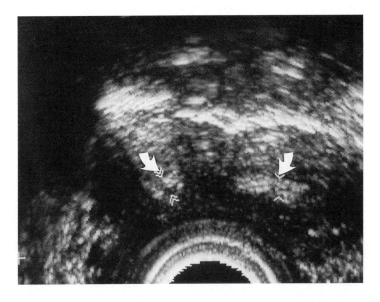

Abb. 5.17 Vaginosonographisches Bild eines Uterus duplex im Transversalschnitt mit doppelter Schleimhautreaktion (⇓).

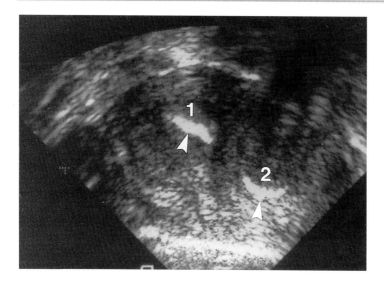

Abb. 5.**18** Darstellung eines Uterus duplex mit der Hyster-Salpingo-Kontrastsonographie. Jedes Cavum uteri ist mit echogener Flüssigkeit gefüllt (⇑ und ⇑).

der Patientin treten schon bei geringer Dehnung der Gebärmutterhöhle durch die echogene Flüssigkeit Schmerzen auf. Es ist aber auch möglich, daß diese erst nach 5–10 ml Flüssigkeitsgabe angegeben werden. Eine zusätzliche Möglichkeit, die Diagnose des intramuralen Tubenverschlusses zu festigen, ist das intervallartige Instillieren und Aspirieren der Flüssigkeit über einen kurzen Zeitraum. Allerdings sollte die Patientin während dieser Manipulation keine zu starken Mißempfindungen angeben. Ist danach immer noch keine Flüssigkeit in einen oder beide intramuralen Tubenanteile übergetreten, so ist die Diagnose Verdacht auf intramuralen Tubenverschluß gerechtfertigt.

Ist der intramurale Tubenverschluß nur einseitig, so kann eine Auftreibung des Cavum uteri fehlen, da Flüssigkeit kontralateral abfließen kann. In dieser Situation ist es von Vorteil zu versuchen, durch Druck mit dem Schallkopf auf das Scheidenende oder die Portio uteri die offene Tube durch Anheben des Uterus zu verlagern, so daß ein vorübergehender Widerstand entsteht. Hierdurch kann es durch Druckerhöhung im Cavum uteri zum Abfließen der echogenen Substanz in die möglicherweise doch offene Tube kommen (Abb. 5.**20**). Gleichfalls sollte, wenn möglich, ein Zuwarten über 5 min eingehalten oder der Vorgang des Instillierens oder Aspirierens von Flüssigkeit ausgeführt werden, bevor es zur endgültigen Diagnose kommt.

Ist man sich über den Zustand eines intramuralen Tubenabganges nicht sicher, so ist bei einem einseitigen Tubenverschluß ein abwartendes Verhalten über 6–12 Monate zu vertreten. Bei nachgewiesenem beidseitigen Verschluß der Tubenabgänge ist als weiterführende Maßnahme eine Laparoskopie mit Chromopertubation zu empfehlen. Hierbei ist zu beurteilen, ob eine mikrochirurgische Intervention sinnvoll erscheint.

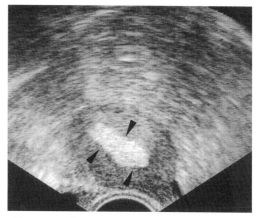

Abb. 5.**19** Aufgetriebenes Cavum uteri (→) bei beidseitigem intramuralem Tubenverschluß.

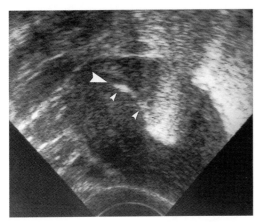

Abb. 5.**20** Einseitiger intramuraler Tubenverschluß (➤).

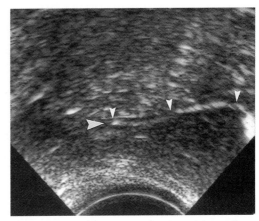

Abb. 5.**21** Tubenverschluß im isthmisch/ampullären Tubenabschnitt (➤).

5.3.2 Isthmischer Tubenverschluß

Der Nachweis eines isthmischen Tubenverschlusses gestaltet sich nicht immer einfach, da dieser Tubenabschnitt aufgrund seines variablen Verlaufes nicht immer ideal einsehbar ist. Die exakte Lokalisation des Stops in Beziehung zu den anderen Tubenabschnitten kann schwierig sein. Ein weiteres Problem ist die Bildausschnittgröße der Scanner. So erlauben kleine Blickwinkel kaum eine Darstellung von Uterus und lateralen Tubenabschnitten auf einer Schnittebene.

Der isthmische Tubenverschluß stellt sich als abrupte Unterbrechung des bandförmigen Verlaufes der echogenen Flüssigkeit dar. Ein Auftreiben des Tubenlumens durch die echogene Substanz kann in diesem Tubenabschnitt nicht erwartet werden, da der Flüssigkeitsdruck nicht ausreicht, um dies zu bewirken (Abb. 5.**21**). Die Patientin verspürt meist einen Dehnungsschmerz auf der entsprechenden Adnexseite, was durchaus als unterstützende Information gewertet werden kann. Manchmal kann der Tubenverschluß vorgetäuscht sein, insbesondere dann, wenn der Tubenabschnitt durch eine Adhäsion eingeknickt oder von einem Tumor abgedrückt wird. Verantwortlich hierfür sind meist Myome oder Ovarialzysten. Da viele Tubenabschnitte erst nach einiger Zeit von echogener Flüssigkeit überwunden werden, kann ein abwartendes Verhalten oder ein Verwenden von reichlich echogener Flüssigkeit Fehldiagnosen vermeiden helfen. Bei Verdacht auf isthmischen Tubenverschluß sollte als weiterführende diagnostische Maßnahme die Laparoskopie erfolgen.

5.3.3 Ampullärer Tubenverschluß und Trichterphimose

Bei einem ampullären Tubenverschluß nach Entzündung oder anderer Ursache sammelt sich meist Flüssigkeit im Tubenlumen an. Ist dies der Fall, gelingt der Nachweis des Tubenverschlusses erst verzögert. Wenn der ampulläre Tubenanteil frei von Flüssigkeit ist, so kommt es langsam zum Einfließen der echogenen Flüssigkeit in die Saktosalpinx (Abb. 5.**22**, 5.**23**). Es entsteht hierbei im Longitudinalschnitt eine die Ampulle ausfüllende walzenförmige, zum Uterus schmaler werdende Struktur. Im Transversalschnitt läßt sich innerhalb des erweiterten Tubenlumens sonographisch das Echovist®-200 darstellen (Abb. 5.**24**). Trotz der Flüssigkeitsansammlung in der Ampulle geben die Patientinnen kaum oder gar keine Schmerzen an. Dies hängt mit den anatomischen Gegebenheiten der Ampulla tubae zusammen, die im verschlossenen Zustand physiologisch eine Aufnahme von ca. 20–25 ml und mehr Flüssigkeit ermöglicht, ohne daß Schmerzempfindungen auftreten.

Befindet sich innerhalb der Ampulle schon vorab Flüssigkeit, so wird die echogene Substanz erst nach und nach sichtbar. Sie bleibt sonographisch bis kurz vor die Saktosalpinx nachweisbar und taucht erst verzögert in der Ampulle auf. Grund hierfür ist die Tatsache, daß sie sich erst mit der vorhandenen Flüssigkeit mischen muß, um sonographisch wieder darstellbar zu werden. Nach und nach kommt es zum Nachweis zuerst punktförmiger, dann größerer flächenhafter Reflexe, die je nach Mischungszustand langsam zu-

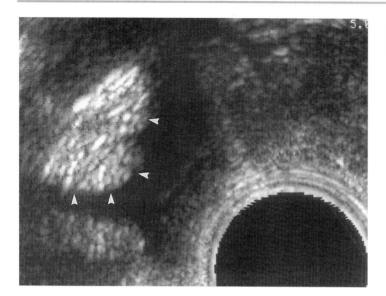

Abb. 5.**22** Ampullärer Tubenverschluß (➤) im vergrößerten
Bildausschnitt.

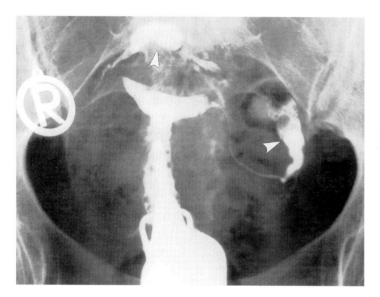

Abb. 5.**23** Ampullärer Tubenverschluß beidseits (➤) mit
einer Hysterosalpingographie
dargestellt.

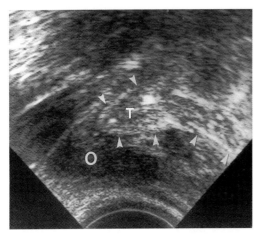

Abb. 5.**24** Hystero-Salpingo-Kontrastsonographie mit ampullärem Tubenverschluß (T; ↗). Die Saktosalpinx liegt direkt vor dem Ovar (O).

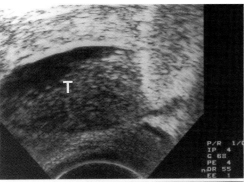

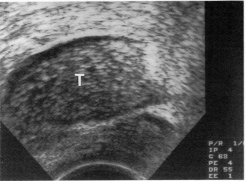

Abb. 5.**25** Ausgeprägte Saktosalpinx mit reichlich echogener Flüssigkeit in der Tube (T).

sammenfließen. Dann wird die walzenförmige Form der Saktosalpinx darstellbar, aber aufgrund der jetzt stark verdünnten echogenen Flüssigkeit in geringerer Echogenität (Abb. 5.**25**).

Besteht eine kleine Öffnung in der Saktosalpinx, so kann die Flüssigkeit trotz gestörtem Tubenauffangmechnismus in den freien Bauchraum übertreten. Dies geschieht aber nicht in ungehinderter Art und Weise, sondern oft in Tropfenform. Es können dabei mehr oder minder voluminöse Tropfen entstehen. Nach Abschluß der Flüssigkeitsinstillation über den Ballonkatheter in den Uterus kann beobachtet werden, wie sich die echogene Flüssigkeit aus dem ampullären Tubenanteil nach und nach in die freie Bauchhöhle entleert. Am Ende ist kaum noch Flüssigkeit in der Ampulle nachweisbar.

Eine Trichterphimose ist wie die Saktosalpinx nicht zur Aufnahme einer Eizelle geeignet und durch eine Laparoskopie gleichzeitig mit der Frage der möglichen mikrochirurgischen Intervention abzuklären. Bei einem ampullären Tubenverschluß sollte man, da die echogene Flüssigkeit in der Tube verbleibt, vorsichtshalber eine Antibiotikagabe für 3 Tage verordnen. Hierdurch wird einer nicht auszuschließenden Reizung oder Entzündung des Tubenepithels durch die zusätzliche Tubenauftreibung vorgebeugt.

Der Nachweis vermuteter oder bestehender Fistel an Uterus oder Eileitern kann zwar zufällig gelingen, gehört aber nicht zu den primären Darstellungsmöglichkeiten der Hystero-Salpingo-Kontrastsonographie. Hierzu ist sicherlich die radiologische Überprüfung sinnvoller.

5.4 Dopplersignale

Das Erfassen von Tubenveränderungen unter Anwendung der Dopplersonographie, sei es mit einem schwarz-weiß oder farbkodierten Doppler, muß als additive Maßnahme angesehen werden. Dies ist schon darin begründet, daß nicht jeder Anwender ein Gerät dieser Generation besitzt. Der diagnostische Zugewinn ist nicht derart groß, daß eine stetige Anwendung sinnvoll erscheint (41).

5.4.1 Hypoplastische Tube

Die hypoplastische Tube besitzt in ihrem Wandaufbau einen geringeren Muskelanteil als üblich und ist oft länger als eine normale Tube. Durch den verminderten Muskelbesatz kommt es zur Ausbildung von Tubenabschnitten mit sehr wenig oder fehlender Muskulatur, so daß das Tubenlumen nur von Serosa umgeben ist. Hierdurch bedingt kann das Echovist®-200 an diesen Stellen zur Aussackung der Tubenwand führen und die Fließgeschwindigkeit nimmt kurzzeitig ab. Kommt es zum Ausgleich zwischen Flüssigkeits- und Tubenwiderstand, so strömt die Flüssigkeit weiter. Dies hat Auswirkungen auf das Flußprofil bei der Dopplerkontrolle.

Nach Einfüllen der Flüssigkeit in das Cavum uteri und Abfuß über den intramuralen Tubenabschnitt kommt es bei Fixierung des Dopplers im lateralen isthmischen Tubenanteil erst zu einem unauffälligen Doppler-Flow. Erreicht die Flüssigkeit einen hypoplastischen Muskelabschnitt, entsteht durch Verminderung der Fließgeschwindigkeit ein Abflachen des Flußprofils. Nach Wiedereinsetzen der normalen Strömungsgeschwindigkeit wird das Dopplerflußprofil wieder höher. Es entsteht je nach Ausprägung der Tubenhypoplasie ein wellenförmiges Profilmuster (Abb. 5.**26**).

Eine operative Behandlung hypoplastischer Tuben besteht nicht. Durch eigene Studien ist bekannt, daß die vaginale Anwendung vom Moorextrakt für zwei bis drei Zyklen helfen kann, die Tubenmuskulatur zu stabilisieren.

5.4.2 Tubenverschluß

Die Diagnose Tubenverschluß ist ohne Dopplersignal bereits in hohem Maße diagnostizierbar. Die Beurteilung des Dopplerflußprofils ist nur für den intramuralen Tubenverschluß aussagekräftig. Hierzu wird der Dopplerstrahl über den lateralen Bereich des intramuralen Tubenanteils gelegt und Flüssigkeit in das Cavum uteri gegeben. Die echogene Flüssigkeit trifft bei einem intramuralen Tubenverschluß auf einen Widerstand und kann diesen nicht überwinden. Das Dopplersignal steigt in dieser Situation kurzfristig an, um dann abrupt abzubrechen (Abb. 5.**27**). Beim Auftreten dieses Dopplersignals sollte der Untersuchungsgang noch einmal wiederholt werden, um die Diagnose zu erhärten.

Bei einem ampullären Tubenverschluß ist das Dopplersignal kaum verwertbar, da es keine eindeutigen Veränderungen zeigt. Der Doppler wird für diesen Untersuchungsgang über dem ampullären Tubenbereich fixiert. Nach Einfließen der Flüssigkeit in den ampullären Tubenanteil kann es trotz Tubenverschluß anfänglich zu einem normalen Flußprofil kommen. Erst mit Zunahme des Widerstandes im ampullären Tubenanteil und damit Abnahme der Fließgeschwindigkeit bis hin zum Stillstand kommt es zur Veränderung des Flußprofiles. Dies zeigt, daß die Dopplersonographie zur Sicherung der Diagnose ampullärer Tubenverschluß wenig geeignet ist.

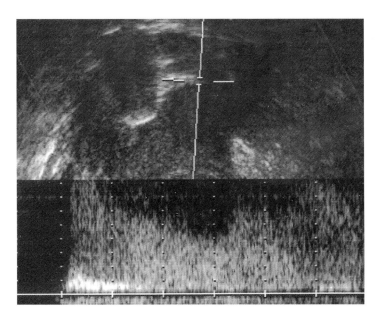

Abb. 5.**26** Doppler-Flow-Muster bei hypoplastischer Tube.

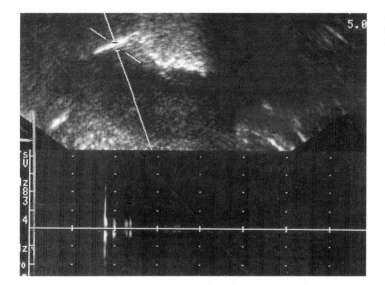

Abb. 5.**27** Doppler-Flow-Muster bei intramuralem Tubenverschluß.

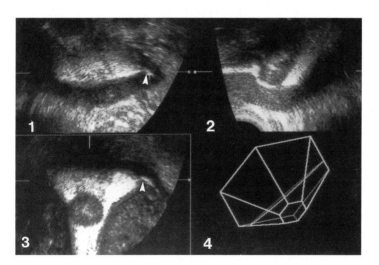

Abb. 5.**28** Hystero-Salpingo-Kontrastsonographie im 3D-Bild. (1. Uterusquerschnitt; 2. Uteruslängsschnitt mit Ballonkatheter; 3. Cavum uteri mit Ballonkatheter; 4. Scannerposition).

5.4.3 Hystero-Salpingo-Kontrastsonographie mit 3D-Technik

Unter Anwendung der 3D-Technik ist es möglich zusätzliche Informationen über Befunde an Uterus und Adnexen zu erhalten. Mit der Darstellung unterschiedlicher Schnittbildebenen können im angehaltenen Bild gleichzeitig verschiedene Bereiche an Uterus, Tube und Ovar überprüft werden. Die Präsentation der zu beurteilenden Strukturen gelingt plastischer, als es mit den bekannten Ultraschalltechniken bisher möglich war.

Das Cavum uteri mit liegendem Ballonkatheter kann in unterschiedlicher Schnittbildeinstellung erfaßt und beurteilt werden (Abb. 5.**28**, 5.**29**). Aber auch die Eileiter und das Ovar sind der genaueren Darstellung mit dem 3D-Verfahren zugänglich (Abb. 5.**30**). Aber bei aller Freude über diese neue Technik muß berücksichtigt werden, daß die Vaginosonographie unter Verwendung von Echovist®-200 zur Kontrolle der Tubendurchgängigkeit gleichwertige Erkenntnisse ermöglicht.

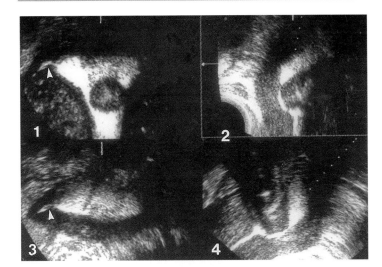

Abb. 5.**29** 3D-Bilddarstellung (1. Cavum uteri mit Ballonkatheter; 2. Uteruslängsschnitt mit Ballonkatheter; 3. Uterusquerschnitt im Fundusbereich; 4. Uteruslängsschnitt).

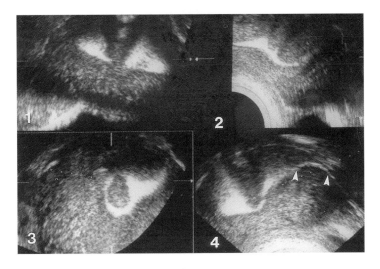

Abb. 5.**30** 3D-Bildpräsentation (1. Fundusquerschnitt mit Auslöschphänomen des Katheterballons; 2. Uteruslängsschnitt mit Ballonkatheter; 3. Cavum uteri schräg angeschnitten mit Ballonkatheter; 4. intramuraler und isthmische Tubenanteile; ↗).

6 Einsatz bei der After-Loading-Therapie

Ein weiteres Einsatzgebiet der Hystero-Salpingo-Kontrastsonographie kann die Beurteilung des Cavum uteri vor einer After-Loading-Therapie sein. Bisher wurde zum Nachweis der Lokalisation des Endometriumkarzinoms in der Gebärmutterhöhle bei inoperablem Befund oder hohem Operationsrisiko eine Röntgenkontrolle vorgenommen (Abb. 6.1). Hierbei wird Lage und Ausdehnung des Karzinoms bestimmt, um diese Information bei der Erstellung des Bestrahlungsplanes zu verwenden. Das entsprechende Untersuchungsinstrumentarium muß an der Portio uteri befestigt werden, was zu Schmerzsensationen führen kann. Ein zusätzlicher Nachteil ist die, wenn auch geringe, aber unvermeidbare Strahlenbelastung bei Anfertigung des Röntgenbildes.

Unter Einsatz der Hystero-Salpingo-Kontrastsonographie ist es wie bei der Sterilitätsabklärung möglich, den Gebärmutterinnenraum suffizient zu beurteilen. Die Darstellung der Gebärmutterhöhle geschieht im Longitudinalschnitt. Unter leichten Kippbewegungen des Scanners und Zug am Katheter oder an einer zusätzlich an der Portio uteri befestigten Kugelzange kann der Uterus in Streckstellung gebracht werden, was zur verbesserten Beurteilung des Cavum uteri beiträgt. Im Vergleich zur Röntgendarstellung läßt sich mit der Vaginosonographie gleichzeitig die Invasionstiefe des Neoplasmas mit beurteilen (Abb. 6.2). Die Kontrolle unter Einsatz der echogenen Flüssigkeit eignet sich zusätzlich auch als Methode zur Verlaufsbeurteilung bei After-Loading-Therapie eines Korpuskarzinoms.

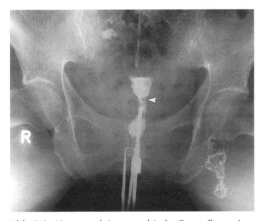

Abb. 6.1 Hysterosalpingographische Darstellung eines Cavum uteri vor After-Loading-Therapie. Im Zervix / Korpus-Übergang stellt sich ein endophytisch wachsendes Karzinom dar (→).

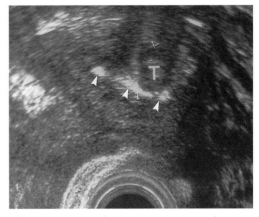

Abb. 6.2 Hystero-Salpingo-Kontrastsonographie mit Darstellung des Cavum uteri (➤) aus Befund Abb. 6.1. Der exophytisch wachsende Tumor (T) ist erkennbar, zusätzlich seine infiltrativen Anteile.

7 Erfahrungen mit der Hystero-Salpingo-Kontrastsonographie bei der Kontrolle der Tubendurchgängigkeit

7.1 Untersuchungsergebnisse

Um die Hystero-Salpingo-Kontrastsonographie mit anderen bisher zur Tubenkontrolle eingesetzten Methoden vergleichen zu können, war es erforderlich, Kontrolluntersuchungen vorzunehmen. Die beiden wichtigsten Untersuchungsmethoden zur Darstellung der Tubendurchgängigkeit sind die Hysterosalpingographie und die Chromolaparoskopie.

Im nachfolgenden Kapitel werden die eigenen Untersuchungsergebnisse, die ohne Narkose erfolgten, zusammen mit größeren Studien anderer Autoren besprochen. Teilweise muß hierbei auch auf Untersuchungen, die in Vollnarkose erfolgten, zurückgegriffen werden. Ein direkter Vergleich der Studien miteinander ist daher nicht immer möglich. Daten zu Schmerzempfindungen sind nicht bei allen Publikationen erhoben worden.

7.1.1 Hystero-Salpingo-Kontrastsonographie mit Kontrolluntersuchung

In dieser Untersuchungsreihe wurden alle Patientinnen, bei denen eine Tubenüberprüfung unter Einsatz einer Hysterosalpingographie oder Chromolaparoskopie geplant war, befragt, ob sie auf freiwilliger Basis einer zusätzlichen Kontrolle der Eileiter durch eine Hystero-Salpingo-Kontrastsonographie zustimmen würden. War dies der Fall, so wurde die Kontrolle mit Echovist®-200 ohne Narkose vor der Tubendurchgängigkeitsprüfung mit dem bekannten Verfahren vorgenommen. Beide Untersuchungen wurden von wechselnden Untersuchern ausgeführt.

In der Gruppe, die zusätzlich zu der Hystero-Salpingo-Kontrastsonographie (**HKSG**) eine Hysterosalpingographie (**HSG**) erhielten, wurden 38 Frauen untersucht. Da nicht alle Frauen noch beide Eileiter besaßen, konnten nur 59 Tuben überprüft werden. Es fand sich eine Übereinstimmung beider Methoden für offene Tuben bei 46 Salpingen, für einen intramuralen Tubenverschluß bei 6 Kontrollen sowie ampullären Tubenverschluß bei 2 Eileitern (91,5 %). Als verschlossen stellten

sich 3 mit der HKSG als offen und 2 als verschlossen gewertete Eileiter heraus. Falsch-positiv wurden somit 5,1 % und falsch-negativ 3,4 % befundet (Tab. 7.**1**). Es ergibt sich hierfür eine Sensitivität von 93,8 % und eine Spezifität von 75,0 %.

Tab. 7.**1** Ergebnisse nach HKSG vs HSG

Ergebnisse	identisch	different
Eileiter offen	46	3
Eileiter verschl.	8	2
Sensitivität 93,8 %	Spezifität 75,0 %	

In der Untersuchungsreihe Hystero-Salpingo-Kontrastsonographie versus Chromolaparoskopie (**CLP**) wurden 92 Frauen mit insgesamt 182 Tuben überprüft. Es zeigte sich eine Befundübereinstimmung zwischen beiden Diagnoseverfahren bei 150 offenen und 21 verschlossenen Eileitern (93,9 %). Die laparoskopische Kontrolle zeigte, daß 5 Tuben verschlossen waren, die mit der HKSG als offen befundet wurden, 6 mit der HKSG verschlossen gewertete waren bei der Kontrolluntersuchung durchgängig. Somit waren 2,8 % der Befunde falsch-positiv und 3,3 % falsch-negativ (Tab. 7.**2**). Die Sensitivität ist 96,1 % und die Spezifität 81,0 %). Bewertet man die Ergebnisse beider Untersuchungsgruppen zusammen, so ergibt sich eine Übereinstimmung von 93,4 % bei 3,3 % falsch-negativen und 3,3 % falsch-positiven Ergebnissen.

Tab. 7.**2** Ergebnisse nach HKSG vs CLP

Ergebnisse	identisch	different
Eileiter offen	150	5
Eileiter verschl.	21	6
Sensitivität 96,1 %	Spezifität 81,0 %	

Die additive Methode der Dopplersonographie kam bei 18 Frauen mit nicht ganz klarer Tubensituation zum Einsatz. Alle Frauen hatten noch beide Eileiter. Es fand sich eine Übereinstimmung des Doppler-Flußprofils mit der nachfolgenden Kontrolluntersuchung bei 30 offenen und 5 verschlossenen Eileitern. Die Doppleruntersuchung ergab eine Übereinstimmung mit der Kontrolluntersuchung in 97,2 %, was gegenüber der alleinigen sonographischen Tubenkontrolle eine verbesserte Information von 3,3 % bedeutet.

Die Beurteilung der Eileiter war wegen sonographischer Probleme in 2 Fällen nicht möglich, gelang aber bei der Chromolaparoskopie problemlos. Gleichfalls war die Tubenbeurteilung bei 2 Frauen laparoskopisch wegen Adhäsionen nicht möglich, aber die HKSG erbrachte eine verwertbare Aussage. Somit gelang bei 4 von 182 Patientinnen (2,2 %) eine optimale Beurteilung nicht. In die Untersuchungsreihe nicht mit einbezogen werden konnten 3 Frauen, da bei ihnen wegen fehlender Sondierbarkeit des Zervikalkanals nach Konisation die Untersuchung nicht möglich war (1,6 %).

Angemerkt werden sollen 6 Frauen, die kontroverse Resultate aus der Untersuchung von **HKSG** und Chromolaparoskopie bzw. Hysterosalpingographie aufwiesen. Es handelt sich um 6 Frauen mit je 2 Eileitern. Bei ihnen war mit einem der bekannten Verfahren eine Tubenkontrolle erfolgt und beidseits verschlossene Eileiter nachgewiesen worden. Innerhalb von 3 Monaten wurde von uns vor einer mikrochirurgischen Intervention eine Tubenkontrolle mit der **HKSG** vorgenommen. Es stellten sich alle 12 Eileiter als offen dar, so daß die Operation ausgesetzt wurde. Innerhalb weiterer 12 Monate wurden 4 dieser Frauen erneut mit einer **CLP** nachkontrolliert mit dem Ergebnis, daß alle Tuben offen waren. Die beiden nicht erneut kontrollierten Frauen waren innerhalb der ersten 6 Monate nach der Hystero-Salpingo-Kontrastsonographie schwanger geworden.

Schürmann und Mitarb. berichten über eine Multicenterstudie, bei der insgesamt 287 Frauen untersucht wurden. Sie fanden in der Gruppe HKSG-HSG (68 Frauen) eine Deckungsgleichheit der Resultate in 83,8 %. Falsch-positiv waren 5,2 % und falsch-negativ 11,0 % der Tuben durch die HKSG bewertet worden. In der Gruppe HKSG-CLP stimmten die erzielten Resultate bei 378 von 438 überprüften Eileitern überein (86,3 %). Falsch-positiv waren 10,3 % und falsch-negativ 3,4 % der Resultate mit einer HKSG beurteilt worden. Dies ist eine gemittelte Übereinstimmung von 85,1 % (35).

Deichert u. Mitarb. berichten über eine Untersuchungsreihe von 120 Patientinnen, wobei die Gruppe eine Übereinstimmung zwischen HKSG-HSG in 89,0 % und HKSG-CLP in 91,5 % registrierte. Gleichzeitig wurden Doppleruntersuchungen vorgenommen, aber nicht prozentual in Gewinn an Zusatzinformationen angegeben (14, 15).

Hüneke u. Mitarb. untersuchten 42 Frauen, wobei sie in den Kontrollgruppen nicht unterschieden. Sie fanden eine gemittelte Übereinstimmung von 91,0 %. Gleichzeitig durchgeführte Dopplerkontrollen werden nicht in erzieltem Gewinn an Zusatzinformationen angegeben (21). Aus bisher unveröffentlichten Daten aus dieser Arbeitsgruppe ist bekannt, daß sie den Gewinn an Zusatzinformationen durch den Einsatz der Dopplersonographie auf 3 – 5 % beziffern.

Venezia und Mitarb. veröffentlichten Untersuchungen bei 41 Frauen. Es wird in dieser Arbeit in vollkommene und teilweise Übereinstimmung unterschieden. Für die Gruppe HKSG-HSG wird eine vollkommene Übereinstimmung in 56,5 % und teilweise Übereinstimmung in 30,4 % angegeben. Die entsprechenden Zahlen für HKSG-CLP sind vollkommene Übereinstimmung 53,0 %, teilweise Übereinstimmung 46,6 % (40).

Bourn u. Mitarb. berichten bei einer Fallzahl von 23 Frauen mit HKSG-HSG von einer Übereinstimmung bei 21 Frauen (91,3 %). Eine Unterscheidung in kontrollierte Tuben wird von dieser Gruppe nicht vorgenommen (4).

Betrachtet man die Ergebnisse der aufgeführten Arbeitsgruppen im Vergleich zu den eigenen, so zeichnet sich bei allen eine hohe Übereinstimmung der Hystero-Salpingo-Kontrastsonographie mit den beiden Referenzmethoden ab (15, 21, 33). Sie liegt bei ungefähr 90 %. Chromolaparoskopie und Hysterosalpingographie stimmen aber nach vorliegenden Studien nur in 55 – 70 % überein, was eindeutig für die neue Methode spricht.

7.1.2 Hystero-Salpingo-Kontrastsonographie ohne Kontrolluntersuchung

In einer zweiten Studie wurde von uns bei 355 Patientinnen mit insgesamt 690 Eileitern eine Überprüfung der Tubendurchgängigkeit ohne Kontrolluntersuchung ausgeführt. Die Patientinnen wurden dazu ambulant in die Klinik einbestellt und verließen diese nach der Untersuchung sofort wieder. Es fanden sich in diesem Kollektiv 621 offene und 69 verschlossene Eileiter. Bei den nicht durchgängigen Eileitern wurden in 58 isthmische und 11 ampulläre Verschlüsse unterschieden. Nicht beurteilbare Tuben fanden sich in

Tab. 7.**3** Ergebnisse HKSG ohne Kontrolluntersuchung

Ergebnisse	Tube offen	verschlossen
355 Patientinnen	621	69
Tuben nicht beurteilbar		1,2 %
Untersuchung nicht möglich		1,7 %

1,2 % und die Untersuchung war wegen Stenose des Zervikalkanales in 1,7 % nicht durchführbar (Tab. 7.**3**).

Alle Patientinnen mit Tubenverschluß erhielten die Empfehlung zur Laparoskopie in zweiter Sitzung. Bisher haben 16 Patientinnen diese wahrgenommen und es fand sich eine Befundübereinstimmung in 13 Fällen, davon bei 23 isthmischen und 6 ampullären Tubenverschlüssen. Die Resultate entsprechen denen der Untersuchungsreihe mit zusätzlicher Kontrolluntersuchung, was die gute Reproduzierbarkeit der Untersuchungsergebnisse belegt.

7.1.3 Schmerzempfindungen

Um die Schmerzhaftigkeit des neuen Verfahrens einschätzen zu können, wurden die Frauen direkt nach der HKSG und nach Ablauf von 12 Monaten über ihre Schmerzempfindungen befragt. Es wurde hierbei unterteilt in Legen des Ballonkatheters und Untersuchung mit Echovist®-200. Um eine vergleichbare Einschätzung der Schmerzempfindungen aller Patientinnen ermöglichen zu können, erfolgten die Angaben in einer Punkteskala zwischen 0 und 100 Punkten. Hierbei bedeuteten 0 Punkte Schmerzfreiheit, 50 Punkte Periodenbeschwerden und 100 unerträgliche Schmerzen. Die Patientinnen konnten je nach Schmerzempfindung einen Wert zwischen diesen Marken angeben.

Es gaben für das Katheterlegen 30 % keine Beschwerden, 68,3 % periodenähnliche oder weniger Schmerzen und 1,7 % Beschwerden stärker als eine Periode an. Unerträgliche Schmerzen wurden nicht registriert. Der Untersuchungsablauf mit Echovist®-200 wurde von 28,3 % als schmerzfrei empfunden, 61,7 % der Frauen hatten Beschwerden bis hin zu Periodenschmerzen. Starke Beschwerden wurden von 6,7 % und unerträgliche Schmerzen von 3,3 % der befragten Frauen angegeben (Tab. 7.**4**). Der zweite Teil des Untersuchungsganges wurde somit schmerzhafter als der erste empfunden. Die starken und unerträglichen Beschwerden resultieren von Frauen mit einem doppelseitigen Tubenverschluß.

Bei einer erneuten Befragung 1 Jahr nach der HKSG gaben keine Beschwerden 9,5 %, Schmerzsensation bis zur Periodenstärke 88,1 % und starke Schmerzen 2,4 % der Frauen an. Es zeigt sich somit in der retrospektiven Erinnerung eine Tendenz zu ertragbaren Schmerzempfindungen, was die Ergebnisse direkt nach der Tubenkontrolle bestätigt.

Ein weiterer wichtiger Punkt der Untersuchung war die Frage nach einer möglicherweise erneuten Zustimmung zur Hystero-Salpingo-Kontrastsonographie, wenn eine weitere Tubenkontrolle erforderlich werden sollte. Hier lehnten nur 3,9 % der Frauen eine erneute Tubenüberprüfung mit der HKSG aus unterschiedlichen Gründen ab, 2,9 % der befragten Frauen konnten sich nicht entscheiden und 93,2 % würden erneut zustimmen. In der Multicenterstudie von Schürmann u. Mitarb. gaben 62 % der Frauen keine Beschwerden, 32 % milde Schmerzempfindungen und 6 % starke Schmerzen an. Venezia u. Mitarb. berichten über 13 % starke Schmerzen, 46 % milde Beschwerden und 41 % Schmerzfreiheit.

7.1.4 Probleme im Untersuchungsverlauf

Keine Technik ist problemfrei, was auch bei der Hystero-Salpingo-Kontrastsonographie der Fall ist. So war es in 2,1 % erforderlich, zum Sondieren des Zervikalkanales eine Kugelzange einzusetzen, und in 2,1 % war ein 2 mm ⌀ Hegarstift notwendig. Das Plazieren des Ballonkatheters gelang in 1,6 % wegen Zervixstenose nicht. Die Untersuchung konnte wegen kurzzeitiger Ohnmacht, die beim Einbringen oder Blockieren des Ballonkatheters auftrat, in 0,6 % nicht ausgeführt werden. Bei diesen Frauen waren Ohnmachtsanfälle schon bei leichter Aufregung bekannt, was sie bei der Anamneseerhebung nicht angegeben hatten.

Schmerzangaben	keine	wie Menstruation	stark
Katheterlegen	30,0 %	68,3 %	1,7 %
Unter Echovist®-200	28,3 %	61,7 %	6,7 %
Befragung nach 12 Monaten	9,5 %	88,1 %	2,4 %

Tab. 7.**4** Schmerzangaben im Verlauf einer Untersuchung mit der HKSG

Ein kurzzeitiger Blutdruckabfall nach der Untersuchung trat bei 3,5 %, Erbrechen in den ersten 24 Stunden nach der HKSG in 1,8 % und Unwohlsein in 4,2 % der Fälle auf. Die Tubendurchgängigkeit ließ sich in 6,5 % erst nach 5 min nachweisen, da ein physiologischer Tubenspasmus vorlag (Tab. 7.**5**). Insgesamt 6 Frauen (1,7 %) mußten für 24 Stunden stationär wegen Beschwerden überwacht werden. Der Verdacht auf eine Pelviperitonitis trat bei 3 Frauen (0,8 %) auf (Tab. 7.**5**). Die Arbeitsgruppe um Venezia berichtet über 17 % Erbrechen, 13 % Übelkeit und 2 % Ohnmachtsanfälle.

Tab. 7.**5** Probleme im Verlauf einer HKSG

Kugelzange erforderlich	2,1 %
Hegarstift notwendig	2,1 %
Ohnmachtsanfall ohne Untersuchung	0,6 %
Blutdruckabfall kurzzeitig	3,5 %
Übelkeit innerhalb 24 Stunden	4,2 %
Erbrechen innerhalb 24 Stunden	1,8 %
Stationäre Überwachung für 24 Stunden	1,7 %
Verdacht auf Pelviperitonitis	0,8 %
Physiologischer Tubenspasmus über 5 min	6,5 %

7.1.5 Schwangerschaftsrate

Wichtig zur Beurteilung der Effizienz der neuen Methode war es zu erfahren, wann Frauen nach einer ambulanten Tubenkontrolle unter Einsatz der HKSG schwanger geworden waren. Eine Nachbefragung 12 Monate nach der Untersuchung erbrachte eine spontane Schwangerschaftsrate von 37,1 %. Da aber auch nach Kontrolle mit der HSG und CLP über eine Schwangerschaftsrate von 30–50 % berichtet wird, haben wir die Schwangerschaften in den einzelnen Gruppen unterschieden. So traten nach einer HKSG-HSG 27,3 % (3/11), nach einer HKSG-CLP 26,1 % (6/23) und nach alleiniger HKSG 38,7 % (12/31) Graviditäten auf (Tab. 7.**6**).

Tab. 7.**6** Schwangerschaftsrate

HKSG/HSG	27,3 %
HKSG/CLP	26,1 %
HKSG alleine	38,7 %

Betrachtet man alle Schwangerschaften aus den beiden Untersuchungsgruppen zusammen, so lassen sich aus den bisher 187 nach 1 Jahr zurückgeschickten Fragebogen 66 Schwangerschaften registrieren. Da 9 der Frauen aus unbekannten Gründen nach der Tubenkontrolle keine Schwangerschaft anstrebten, ergibt dies eine Schwangerschaftsrate von 37,1 %. Diese trat in 22,7 % nach 1–3 Monaten, in 30,4 % nach 4–6 Monaten, und in 46,9 % innerhalb 7–12 Monaten nach dem Untersuchungszeitpunkt ein. Die Rate der aufgetretenen Spontanaborte ist 8 von 66 und somit 12,1 % (Tab. 7.**7**).

Eine spontane Schwangerschaft nach sonographisch festgestelltem Tubenverschluß ist uns bisher von keiner Patientin gemeldet oder im Fragebogen angegeben worden.

7.2 Konsequenzen für die routinemäßige Anwendung der Hystero-Salpingo-Kontrastsonographie

Im Vergleich mit bekannten Standardverfahren zur Tubenabklärung besitzt die Hystero-Salpingo-Kontrastsonographie den Vorteil der minimalen Invasivität, fehlender allergischer Reaktion auf das Echovist®-200, kein operatives Risiko oder Strahlenbelastung, kurze Untersuchungszeit und die Möglichkeit des ambulanten Einsatzes. In einem Untersuchungsgang können Cavum uteri, Salpingen und Ovarien beurteilt werden, was mit den anderen Verfahren nicht oder nur unvollkommen gelingt (Tab. 7.**8**).

Die sonographische Darstellung der Strukturen gelingt nicht immer optimal, was aber auch dadurch bedingt ist, daß sich der Eileiter nicht stets auf einer Schnittebene abbilden läßt. Der Austritt der echogenen Substanz am ampullären Tubenabschnitt ist als eindeutiger Beweis für die freie Tubendurchgängigkeit anzusehen. Die Darstellung gelingt nicht immer, so kann eine Darmüberlagerung diese verhindern.

Von Vorteil für die HKSG ist der Einsatz eines Scanners mit großem Blickwinkel, da hierbei stets größere Bildausschnitte der zu beurteilenden Strukturen erfaßt werden können. Kleine Bildwinkel führen zu einer eingeschränkten und damit erschwerten Darstellung der Organe.

Bei sonographisch verschlossenen Tuben können Fehlbeurteilungen insbesondere dann vorkommen, wenn ein nicht bekannter Tubenspasmus vorliegt. In allen Fällen, in denen Unklarheiten bestehen, sollte zur weiteren Abklärung die Chromolaparoskopie eingesetzt werden, da sie

nach HKSG	1 – 3 Monate	4 – 6 Monate	7 – 12 Monate
Schwangerschaften	22,7 % Abortrate 8 / 66	30,4 % (12,1 %)	46,9 %

Tab. 7.**7** Schwangerschaften innerhalb eines Jahres nach Monaten getrennt

wie kein anderes Verfahren Informationen über den Auffangmechanismus des Eileiters geben kann.

Fehlbefunde kommen bei der HKSG nur in einem geringen Prozentsatz vor und sind fast nur auf die Saktosalpinx beschränkt. Diese Verdachtsdiagnose kann aber meist schon vorab bei einer vaginosonographischen Routineuntersuchung gestellt werden. Läßt sich bei der Tubenkontrolle nur der laterale Tubenbereich erfassen, so sollte zugewartet und eine ausreichende Menge echogener Flüssigkeit instilliert werden, bevor die endgültige Diagnose gestellt wird.

Das Spektrum von Begleitreaktionen ist im Vergleich zu den anderen Methoden gering. Die am häufigsten auftretenden leichten bis mäßigen Schmerzen sind gut tolerierbar und erlauben eine Durchführung der Untersuchung ohne Prämedikation. Auf das Kontrastmittel zurückzuführende Komplikationen sind nicht bekanntgeworden.

Im Ablauf einer Sterilitätsbehandlung erscheint es vor jeder intensivieren hormonellen Stimulation mit Präparaten wie z. B. HMG, FSH oder HCG sinnvoll, eine Tubenkontrolle mit Echovist®-200 vorzunehmen, zumal die Akzeptanz der Frauen hierzu groß ist. Besonders wichtig ist die Überprüfung der Eileiter vor jeder geplanten Insemination, da diese nur erfolgen sollte, wenn das Zusammentreffen von Sperma und Eizelle gewährleistet ist.

Stellen sich bei der Tubenkontrolle mit der HKSG unklare Eileiterverhältnisse oder ein Tubenverschluß heraus, so sollte zur weiteren Abklärung die Chromolaparoskopie angewendet werden (Abb. 7.**1**). Die primäre Tubenüberprü-

fung unter Einsatz der HSG erscheint schon wegen der bestehenden Strahlenbelastung nicht mehr sinnvoll.

7.3 Psychologische Aspekte

Vor jedem diagnostischen Eingriff, der ohne Narkose und ambulant erfolgt, stellt sich die Frage, ob die dazu anstehende Patientin in der psychischen Verfassung ist, diesen ohne Probleme zu bewältigen. Das Miterleben, wie medizinische Geräte angewendet werden oder der Gedanke, wegen des unerfüllten Kinderwunsches möglicherweise auch noch ohne Partner dem Untersuchungspersonal ausgeliefert zu sein, kann Angst und Verzweiflung hervorrufen. Schon die Vorstellung, möglicherweise Schmerzen erfahren zu müssen, steigert bei vielen Menschen die kleinste Schmerzsensation derart, daß eine Abwehrhaltung mit Verstärkung der Schmerzsensationen entsteht.

Es ist daher wichtig, die Patientin schon im Vorfeld über den Untersuchungsablauf, soweit erforderlich und gewünscht, zu informieren. Das vorbereitende Gespräch muß andeuten, daß der behandelnde Arzt um die möglicherweise auftre-

Tab. 7.**8** Vorteile der HKSG

– Ambulanter Einsatz
– Keine Anästhesie
– Keine Prämedikation
– Keine Allergie
– Keine Strahlenbelastung
– Kurze Untersuchungszeit
– Kein operatives Risiko
– Einsatz der Dopplertechnik
– Gleichzeitige Beurteilung der Ovarien

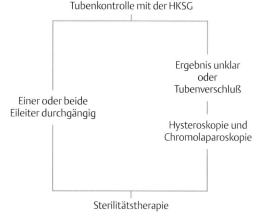

Abb. 7.**1** Einsatzmöglichkeiten der Hystero-Salpingo-Kontrastsonographie im Rahmen der Sterilitätsbehandlung.

tenden Probleme weiß und in der Lage ist, sie mit der Patientin gemeinsam zu bewältigen. Es ist nicht sinnvoll, Frauen zu einer HKSG überreden zu wollen. Ist die Patientin sehr unsicher, so sollte die Untersuchung verschoben werden. Hat der primär konsultierte Gynäkologe eine HKSG noch nicht gesehen oder kennt den Ablauf nur aus Publikationen, so sollte er bei einem Informationsgespräch zurückhaltend agieren und auf das ausführliche beratende Gespräch mit dem mit der Methode vertrauten Kollegen hinweisen. Redensarten wie „Es wird schon werden" oder „Es ist nicht so schlimm" schaden mehr, als sie der Patientin dienen. Denn nur die Frau, die in der Überzeugung lebt, daß die Untersuchung für sie wichtig, schmerzfrei und unaufschiebbar ist, wird in der seelischen Verfassung sein, sie unbelastet anzugehen.

Es darf nicht vergessen werden, daß der Partner direkt oder indirekt motiviert werden soll, seiner Frau oder Partnerin bei der Untersuchung beizustehen. Dies bedeutet nicht, daß er bei der HKSG unbedingt anwesend sein muß, er sollte sie mental unterstützen oder zur Untersuchung begleiten.

Der Arzt, der die Hystero-Salpingo-Kontrastsonographie durchführt, hat wesentlichen Anteil daran, ob die Untersuchung von der Patientin als unbelastend empfunden wird. Durch Erklärung der einzelnen Untersuchungsschritte sowie der Ultraschallbilder bezieht er die Patientin und ggf. den anwesenden Partner aktiv mit ein und lenkt gleichzeitig von durchaus bestehenden Ängsten ab. Das Paar kann miteinander sowie gleichzeitig mit dem Arzt kommunizieren und somit verbindende Momente schaffen.

Die Patientinnen sind im allgemeinen sehr dankbar, wenn sie nicht nur Untersuchungsobjekt sind. Es hilft ihnen psychisch weiter, auf dem Ultraschallmonitor zu erkennen, wie ihre inneren Geschlechtsorgane sich darstellen. Den meisten Frauen sind diese Organe nur von Schaubildern her bekannt. Auch wenn sie nicht viel erkennen, so ist das Interesse doch groß. Viele Frauen erleben so die Untersuchung auch dann noch positiv, wenn das Resultat möglicherweise nicht ihren Wünschen entspricht.

Die erzielte Schwangerschaftsrate innerhalb 1 Jahres nach Hystero-Salpingo-Kontrastsonographie ist hoch. Eine mögliche Erklärung hierfür könnte darin gesehen werden, daß die Frauen auf dem Ultraschallmonitor zum ersten erkennen, was bisher nur im Verborgenen ihres Körper lag. Auch das Erfahren, daß bei wenigstens einem offenen Eileiter kein anatomischer Hinderungsgrund für eine Schwangerschaft vorliegt, führt möglicherweise zu einer neuen positiven Grundhaltung in dem Wunsch nach einem Kind. Der vorhandene, manchmal unbewußt schon fast zwanghafte Wunsch, schwanger werden zu wollen, könnte durchaus von der Vorstellung, schwanger werden zu können, abgelöst werden. Es ist nicht auszuschließen, daß die sexuelle Grundhaltung dann möglicherweise nicht mehr unbedingt von dem Gedanken, den Eisprung nicht verpassen zu dürfen, geprägt wird. Der primäre Gedanke, ein Kind haben zu wollen, kann durch die Vorstellung, das Kind kommen zu lassen, ersetzt werden und ist somit nicht mehr zwangsläufig vorrangiger Natur.

7.4 Zusammenfassung

Die Zahl der Paare mit unerfülltem Kinderwunsch hat in den letzten Jahren zugenommen. Die Gründe hierfür sind unterschiedlich und reichen vom Einsatz eines IUD's zur Kontrazeption mit möglicher Entzündung im Adnexbereich bis hin zu einem pathologischen Spermiogramm. Auch die Zahl der älteren Erstgebärenden hat zugenommen. All dies bedingt, daß intensiver als bisher der primäre Grund einer bestehenden Sterilität abgeklärt werden muß.

Bisher stehen als verläßliche Methoden die Hysterosalpingographie, Hysteroskopie sowie die Chromolaparoskopie zur Verfügung. Die Hysterosalpingographie besitzt den Nachteil der nicht vermeidbaren Strahlenbelastung und die Chromolaparoskopie das Risiko der Verletzung von Organen. Ebenso wie für die letztgenannte Maßnahme ist auch für die Hysteroskopie eine Narkose erforderlich.

Mit Einsatz der Vaginosonographie ist es möglich geworden, näher als mit dem abdominalen Ultraschall an Uterus und Adnexe heranzukommen. Die hierdurch verbesserte Darstellung der Organe erlaubt es, kontrastgebende Medien wie das Echovist®-200 zur Kontrolle von Cavum uteri und Eileiterdurchgängigkeit unter ambulanten Bedingungen einzusetzen. Da das Verfahren schmerz- und risikoarm ausgeführt werden kann, ist es sinnvoll, eine Kontrolle der Eileiterdurchgängigkeit früh im Ablauf einer Sterilitätsbehandlung anzusetzen. Insbesondere dann, wenn Hormonpräparate wie HMG, FSH und HCG verwendet werden sollen. Grundvoraussetzung ist aber ein seit mindestens 12 – 18 Monaten bestehender Kinderwunsch mit Abklärung der üblichen Parameter. Einer geplanten Insemination, sei sie intrakavitär oder intratubar, sollte diese Untersuchung voranstehen, denn nur so ist es möglich zu gewährleisten, daß Eizelle und Sperma miteinander in Kontakt treten können. Weitere Einsatzgebiete sind Kontrolle nach mikrochirurgischer Operation, Abklärung des Cavum uteri vor After-Loading-Therapie oder Zustand nach erschwerter Tubensterilisation.

Hauptausschlußkriterium für eine Hystero-Salpingo-Kontrastsonographie ist eine bekannte Galaktosämie. Weitere Voraussetzungen zur Untersuchung sind keine Blutung ex utero zum Untersuchungszeitpunkt, unauffälliger Leukozytenwert, keine unklare Krampf- oder Ohnmachtsneigung.

Die Untersuchung wird vorwiegend in der ersten Zyklushälfte vorgenommen. Nur in Ausnahmefällen sollte sie nach dem 14. Zyklustag erfolgen. Die Patientin liegt bei der Hystero-Salpingo-Kontrastsonographie auf dem gynäkologischen Stuhl. Nach Desinfektion der Vulva und Vagina sowie Einstellen der Portio uteri mit einem Selbsthaltespekulum wird ein dünner Ballonkatheter in das Cavum uteri vorgeschoben und dort geblockt. Danach kann der Vaginalscanner im oberen Scheidengewölbe plaziert und die Untersuchung begonnen werden.

Vor Instillation der echogenen Flüssigkeit müssen Form, Größe von Uterus und Ovar sowie die Tubensituation überprüft werden. Hierbei ist es möglich, frühzeitig Auffälligkeiten zu erfassen, die eine Untersuchung erschweren oder unmöglich werden lassen. Sind die Voraussetzungen zur Untersuchung gegeben, so wird von einer Hilfsperson langsam echogene Flüssigkeit über den Ballonkatheter in das Cavum uteri instilliert. Die Ausbreitung im Cavum uteri sowie der Abfluß in die einzelnen Eileiterabschnitte ist sonographisch darstellbar.

In der Gebärmutterhöhle lassen sich Veränderungen wie Endometriumpolypen, intrakavitär gelegene Myome oder eine Septenbildung ebenso unterscheiden wie ein Uterus duplex. Die echogene Flüssigkeit zeigt je nach Befund Veränderungen des dreizipfligen Cavum uteri. Septen wölben sich in dieses vor und Myome werden von der echogenen Flüssigkeit bis auf den nachweisbaren Myomstiel umspült.

Bei einem intramuralen Tubenverschluß tritt keine Flüssigkeit in den isthmischen Tubenanteil über. Ein weiteres Merkmal dieses Befundes ist die zunehmende Aufdehnung des Cavum uteri

durch die echogene Flüssigkeit, was bei vielen Frauen Schmerzen erzeugt. In dieser Situation ist es angebracht, die Flüssigkeit sofort wieder zu reaspirieren. Unterschieden werden muß dieser Befund von einem physiologischen Tubenspasmus, bei dem es erst nach längerem Zuwarten zum Abfließen des Echovist®-200 in den nachfolgenden Tubenabschnitt kommt.

Bei offenem intramuralem Tubenanteil fließt die echogene Flüssigkeit in die lateralen Tubenabschnitte weiter. Das Echovist®-200 läßt sich in diesen Abschnitten als schmale, lineare Reflexzone, die sich im ampullären Anteil aufweitet, darstellen. Besteht ein Tubenverschluß im isthmischen Tubenabschnitt, so bricht die echogene Reflexzone ohne ersichtliche Dilatation der Tube an entsprechender Stelle ab. Bei einem ampullären Tubenverschluß kommt es zum langsamen Einfließen der Flüssigkeit in den entstandenen Hohlraum. Der ampulläre Tubenverschluß zeigt sich als länglich ovale Anfüllung dieses Tubenabschnittes. Bestehen Adhäsionen im ampullären Tubenanteil, so ist meist kein direkter Kontakt zwischen Tube und Ovar zu erkennen. Die Darstellung echogener Flüssigkeit um das Ovar kann als sicheres Zeichen der freien Tubendurchgängigkeit gewertet werden. Ein alleiniges Registrieren von Echovist®-200 im Douglasraum ohne sicheren Nachweis der einzelnen Tubenabschnitte sollte als unklarer Befund gelten und nicht zur Diagnosesicherung herangezogen werden (8, 15, 16).

Ein zusätzliches Verfahren zur Kontrolle der Tubendurchgängigkeit ist der Einsatz der vaginalen Dopplertechnik. Hierbei wird nach Instillation von echogener Flüssigkeit in das Cavum uteri und Abfluß in den Eileiter ein Flußprofil erzeugt, das eine offene, hypoplastische oder verschlossene Tube belegt. Diese Untersuchung kann sowohl mit einem schwarz-weiß als auch mit einem farbkodierten Dopplergerät vorgenommen werden. Eine neue sonographische Möglichkeit ist die 3D-Technik. Hierbei lassen sich unterschiedliche Ultraschallschnittbilder auf einem Monitor nebeneinander darstellen und ein dreidimensionales Bild erzeugen.

Die ermittelten Ergebnisse zeigen in der Gegenüberstellung von Hystero-Salpingo-Kontrastsonographie mit Chromolaparoskopie oder Hysterosalpingographie eine Übereinstimmung zwischen 91,5 – 93,9 %. Die gefundenen Probleme sind Übelkeit, Erbrechen und Blutdruckabfall. Adnexitiden nach dem Untersuchen sind in 0,8 % bekannt geworden. Ermittelte Schmerzsensationen ergaben einen Wert weniger als Perioden-schmerz in 93,3 %. Die nach einem Jahr registrier-te spontane Schwangerschaftsrate lag bei 37,1 %. Andere Autoren fanden in ihren Untersuchungen vergleichbare Ergebnisse.

Da die Hystero-Salpingo-Kontrastsonographie eine ambulant durchführbare, wenig belastende Methode ist, sollte sie zur Kontrolle von Uterus sowie der Tubendurchgängigkeit großzügig ein-gesetzt werden. Sie erlaubt es den Frauen und dem anwesenden Partner, die Untersuchung di-rekt auf dem Ultraschallmonitor mit zu verfol-gen. Das Erkennen der inneren Organe kann mög-licherweise bei ein- oder doppelseitiger Tuben-durchgängigkeit einen positiven psychologischen Effekt für die weitere Sterilitätsbehandlung ha-ben. Die Grundeinstellung in dem Wunsch nach einer Gravidität wird hierdurch eventuell positiv beeinflußt.

In der Tubendiagnostik wird die Hystero-Sal-pingo-Kontrastsonographie stets hinter der Chro-molaparoskopie eingestuft werden müssen, schon weil peritubare Strukturen und der Funk-tionszustand der Ampulla tubae nicht eindeutig beurteilbar sind (27, 30). Da die Hystero-Salpin-go-Kontrastsonographie im Vergleich zur Hyste-rosalpingographie kaum eine Verletzungsgefahr beinhaltet, sollte sie auch wegen fehlender Strah-lenbelastung und der Möglichkeit des öfteren Einsatzes bei einer über mehrere Jahre erforder-lichen Sterilitätsbehandlung dieser vorgezogen werden.

7.5 Literatur

[1] Balen, F. G., C. M. Allen, W. R. Lees: Ultrasound contrast agent. Clinical Radiology (1994) 77 – 82

[2] Böhmer, S., F. Degenhardt, M. Gohde, J. Schneider: Ambulante vaginosonographische Durchgängig-keitsprüfung der Eileiter mit der Hysterosalpingo-Kontrastsonographie (HKSG). Fertilität 8 (1992) 62 – 65

[3] Bonilla-Musoles, F.: An assessment of hysterosal-pingography (HSG) as a diagnostic tool for uterine cavity defects and tubal patency. J. Clin. Ultra-sound 20 (1992) 175 – 181

[4] Campbell, S., T. H. Bourne, S. L. Tan, W. P. Collins: Hysterosalpingo contrast sonography (HyCoSy) and its future role within the investigation of in-fertility in Europe. Ultras. Obstet. Gynecol. (1994) 245 – 253

[5] Degenhardt, F.: Die Hystero-Kontrast-Sonographie (HKSG) – eine neue Alternative zur Kontrolle der Tubendurchgängigkeit? Zentr.Bl. Gynäkol. 113 (1991) 799 – 801

[6] Degenhardt, F.: Vaginal Hysterosalpingo-Contrast-Sonography (HyCoSy) in sterility investigations: an outpatient procedure. Gynaecology snapshot 2 (1994) 15 – 17

[7] Degenhardt, F.: Endosonographie in Gynäkologie und Geburtshilfe, Atlas und Handbuch für Praxis und Klinik. Wissenchaftliche Verlagsgesellschaft, Stuttgart (1994)

[8] Degenhardt, F., S. Jibril: Die Hystero-Salpingo-Kontrastsonographie (HKSG) zur Sterilitätsdia-gnostik. Gynäkologische Praxis (im Druck)

[9] Degenhardt, F., S. Jibril, B. Eisenhauer, M. Gohde, H. W. Schlösser: Vaginal Hysterosalpingo-Con-trastsonography. BMUS Bulletin (1993) 36 – 37

[10] Degenhardt, F., S. Jibril, B. Eisenhauer, H. W. Schlösser: Die ambulante Hystero-Salpingo-Kon-trastsonographie (HKSG) als Möglichkeit zur Kon-trolle der Tubendurchgängigkeit. Geburtsh. u. Frauenheilk. (im Druck)

[11] Deichert, U., R. Schlief: Die Abklärung der Tuben-durchgängigkeit mittels Kontrastsonographie. Fortschr. Diagn. 3 (1990) 15 – 17

[12] Deichert, U., R. Schlief, M. van de Sandt, E. Daume: Transvaginal hysterosalpingo-contrast sonogra-phy for the assessment of tubal patency with gray scale imaging and additional use of pulsed wave doppler. Fertil. Steril. 57 (1992) 62 – 67

[13] Deichert, U., R. Schlief, M. van de Sandt, R. Göbel, E. Daume: Transvaginale Hysterosalpingo-Kon-trastsonographie (HKSG) im B-Bild Verfahren und in der farbcodierten Duplexsonographie zur Ab-klärung der Tubenpassage. Geburtsh. u. Frauen-heilk. 50 (1990) 717 – 721

[14] Deichert, U., R. Schlief, M. van de Sandt, I. Juhnke: Transvaginal hysterosalpingo-contrast-sonogra-phy (HyCoSy) compared with conventional tubal diagnostics. Human Reprod. Vol. 4 (1989) 418 – 424

[15] Deichert, U., M. van de Sandt: Transvaginal Hyste-rosalpingo-Contrast-Sonography (HyCoSy): The assessment of tubal patency and uterine abnorm-ality by contrast enhanced sonography. Advanced in Echo-Contrast (1993) 55 – 58

[16] Deichert, U., M. van de Sandt, G. Lauth, E. Daume: Die transvaginale Hysterokontrastsonographie (HKSG). Geburtsh. u. Frauenheilk. 48 (1988) 835 – 844

[17] Fayez, J. A., G. Mutie, P. J. Schneider: The diagnostic value of hysterosalpingography and hysteroscopy in infertil investigation. Am. J. Obstet. Gynecol. 156 (1987) 558 – 560

[18] Fochem, K.: Lehrbuch der Röntgendiagnostik Bd. 5, 6. Aufl. Hrsg.: Schinz, H. R., W. E. Baensch, W. Frommhold, R. Glauner, E. Uehlinger, J. Wellauer. Georg Thieme Verlag, Stuttgart, New York (1984)

[19] Grünberger, V., R. Ulm: Diagnostische Methoden in Geburtshilfe, Gynäkologie sowie gynäkologischer Endokrinologie. Georg Thieme Verlag, Stuttgart (1986)

[20] Henkel, B.: Die Kontrastmittelsonographie in der Sterilitätsdiagnostik. Medica (1985)

[21] Hüneke, B., Ch. Lindner, W. Braendle: Untersuchung der Tubenpassage mit der vaginalen gepulsten Kontrastmittel-Doppler-Sonographie. Ultraschall Klin. Prax. 4 (1989) 192 – 198

[22] Krysiewicz, S.: Infertility in women: Diagnostic evaluation with hysterosalpingography and other imaging techniques. AJR 159 (1992) 253 – 261

[23] Lüning, M. R. Felix: Komplexe bildgebende Diagnostik – Becken. Georg Thieme Verlag, Stuttgart, New York (1994)

[24] Mitri, F. F., A. D. Andronikou, S. Perpinyal: A clinical comparison of sonographic hydrotubation and hysterosalpingography. Br. J. Obstet. Gynaecol. 98 (1991) 1031 – 1036

[25] Moghissi, K. S., G. S. Sim: Correlation between hysterosalpingography and pelvic endoscopy for the evaluation of tubal factor. Fertil. Steril. 27 (1975) 1178 – 1181

[26] Naether, O. G. J.: Different methods to diagnose tubal patency. Gynaecology snapshot 2 (1994) 12 – 14

[27] Nanini, R., E. Chelo, F. Branconi, C. Tantini, G. F. Scarselli: Dynamic echohysteroscopy: a new diagnostic technique in the study of female infertility. Acta Eur. Fertil. 12 (1981) 165 – 171

[28] Randolph, J. R., Y. Kang Ying, D. B. Maier, C. L. Schmidt, D. H. Ricklinck: Comparison of real-time ultrasonography, hysterosalpingography and laparoscopy / hysteroscopy in the evaluation of uterine abnormalities and tubal patency. Fertil. Steril. 46 (1986) 828 – 832

[29] Riedo, R., C. Cavin, S. Samartzis, O. Enzo: Abklärung der Therapieergebnisse bei tubarer Sterilität. Ther. Umsch. (1987) 383 – 390

[30] Rizaev, M. N., T. S. Azatjan, T. P. Agejeva, A. A. Fazylov: Kontrastechographie von Uterustumoren mit Eiweiß-Kohlensäure-Schaum. Radiol. diagn. 31 (1990) 81 – 85

[31] Schlief, R.: Physikalisch-pharmakologische Eigenschaften, Ergebnisse klinischer Prüfungen und Anwendungspotentiale eines neuartigen Ultraschall-Kontrastmittels. In: Jahrb. der Radiologie. Regensberg & Biermann, Münster (1988)

[32] Schlief, R.: First step in ultrasound contrast media. In: Contrast media from the past to the future. Hrsg.: Felix et al. Georg Thieme Verlag, Stuttgart (1989)

[33] Schlief, R., U. Deichert: Hysterosalpingo-Contrast Sonography of the uterus and Fallopian tubes. Results of a clinical trial of an new contrast medium in 120 patients. Radiology 178 (1991) 213 – 215

[34] Schneider, H. P. G.: Klinik der Frauenheilkunde und Geburtshilfe, Bd. 2, Aufl. 2. Hrsg.: Wulf, K. H., H. Schmidt- Matthiesen. Urban & Schwarzenberg, München, Wien, Baltimore (1989)

[35] Schürmann, R., R. Schlief: Transvaginale Hysterosalpingo-Kontrastsonographie mit Echovist®: Ein neues Verfahren zur Diagnostik von Tubendurchgängigkeit und Uterusanomalien. Jahrbuch der Gynäkologie und Geburtshilfe. Biermann Verlag, Münster (1992)

[36] Sohn, Ch., D. Wallwiener, M. Kaufmann, G. Bastert: Die Tubenfunktionsdiagnostik mittels intraluminaler Sonographie: Erste Ergebnisse. Geburtsh. u. Frauenheilk. 52 (1992) 663 – 666

[37] Steck, T., W. Becker, P. Albert, W. Börner, W. Würfel: Erste Erfahrungen mit der Hysterosalpingoszintigraphie (HSS) bei normaler und pathologischer Tubenpassage. Geburtsh. u. Frauenheilk. 49 (1989) 889 – 893

[38] Stern, J., A. Peters, C. B. Coulam: Colour Doppler ultrasonography assessment of tubal patency: a comparison study with traditional techniques. Fertil. Steril. 58 (1992) 897 – 900

[39] Swolin, K., M. Rosencrantz: Laparoscopy vs hysterosalpingography in sterility investigations: a comparativ study. Fertil. Steril. 23 (1972) 270 – 273

[40] Venezia, R., C. Zangara: Echohysterosalpingography: new diagnostic possibilities with SH U 454. Acta Eur. Fertil. 22 (1991) 279 – 282

[41] Volpi, E., T. De Grandis, P. Sismondi, M. Giacardi, S. Rusticelli, A. Pattriarca, A. Bocci: Transvaginal salpingo-sonography (TSSG) in the evaluation of tubal patency. Acta Eur. Fertil. 22 (1991) 325 – 328

[42] Yarali, H., T. Gurgen, A. Erden, H. A. Kisnisci: Colour-Doppler hysterosalpingography: a simple and potential useful method to evaluate Fallopian tube patency. Hum. Reprod. 9 (1994) 64 – 66

Einsatz von Kontrastmitteln bei der Mammasonographie

V. Duda

8 Kontrastmittel zur Kontrolle von Veränderungen an der Brust

8.1 Einleitung

Die Brustdrüse als Untersuchungsobjekt ist unter den Weichteilen als Problemorgan einzustufen. Dies ist hauptsächlich durch ihren scheinbar völlig inhomogenen Aufbau aus Drüsen-, Binde- und Fettgewebe bedingt, der sich darüber hinaus noch unter Hormon- und Alterseinflüssen stark verändern kann. Die Sonographie, aber auch andere bildgebende Verfahren wie Mammographie oder Resonanztomographie müssen bemüht sein, möglichst viele Details in der Mamma zu erfassen. Um diese dann gut voneinander differenzieren zu können, ist eine kontrastreiche Darstellung unabdingbar. So ist es leicht verständlich, daß in der Mammadiagnostik ganz generell jede Möglichkeit zum Einsatz von Kontrastmitteln genutzt wird. Dabei bieten sich grundsätzlich das **Milchgangssystem** sowie das **Blutgefäßsystem** zur Applikation von Kontrastmitteln an.

8.2 Kontastmitteleinsatz am Milchgangssystem

8.2.1 Untersuchungstechnische Voraussetzungen

Durch ihre Sekretfüllung zeigen sich Milchgangsabschnitte ebenso wie Duktektasien oder gar zystisch ausgeweitete Kompartimente im Sonogramm spontan und machen das Erkennen intraduktaler bzw. intrazystischer Prozesse möglich. Während sich somit sonographisch das körpereigene Sekret als Kontrastmittel im weitesten Sinne erweist, ist mammographisch die spontane Darstellung von Milchgängen diagnostisch kaum verwertbar. Hier bietet sich nach Milchgangs- oder Zystenpunktion die Lufteinbringung (Pneumozystographie) oder die Milchgangsdarstellung per Galaktographie mit strahlendichtem Kontrastmittel an.

Das geplante Einbringen von Luft in die Milchgänge sollte stets nach einer ausführlichen Sonographie erfolgen, da eine suffiziente Ultraschalluntersuchung nach Luftapplikation kaum mehr möglich ist. Die Pneumozystographie dient dabei heute nicht mehr zur Darstellung intrazystischer Strukturen, da diese weitgehend sonographisch entdeckbar sind. Es geht vielmehr darum, durch das Kontrastmittel Luft die Strahlentransparenz des Organs zu erhöhen. Durch diesen sogenannten „Fenstereffekt" werden oft Bilddetails erkannt, die vorher nicht abgrenzbar waren. Bei der Galaktographie ist es das Ziel, einen pathologisch sezernierenden Milchgang nach der Instillation von Kontrastmittel in der Tiefe zu verfolgen. Von Interesse dabei ist die Richtung, in der ein entsprechender Milchgang zieht, und der Abstand von der Haut, in der eventuelle Auffälligkeiten nachweisbar sind. In bestimmten Fällen kann es durchaus hilfreich sein, vor oder auch nach einer Galaktographie zu sonographieren, da nur so eine exakte Korrelation sonographischer oder mammographischer Befunde bewiesen werden kann. Das Applizieren von strahlendichten Kontrastmitteln in die Mamma hat eine Steigerung der Echodichte in diesen Bereichen zur Folge. In ähnlicher Weise wie die Kontrastmittel können auch intraduktale Verkalkungen als kontrastverstärkender Bildanteil im Mammogramm dargestellt werden.

8.2.2 Normaler Duktus, Duktektasie und intraduktale Befunde

Die weibliche Brust besitzt etwa 12 bis 15 Milchgangssegmente, die mit den Ausführungsgängen (Ductus lactiferi) in die Mamille ziehen und sich in der Tiefe fein verästeln (Abb. 8.**1**). Durch den Vorteil des Summationsbildes kann man diese Verästelungen im Mammogramm gut erkennen, während sich im Sonogramm durch die Schnittbildtechnik immer nur einzelne Abschnitte dokumentieren lassen (Abb. 8.**2**, 8.**3**). Sonographisch zu erkennende intraduktale Echoformationen müssen nicht stets einem Tumor entsprechen. Detritus, der sich dort abgelagert hat, sieht gelegentlich einem Tumor täuschend ähnlich (Abb. 8.**4**). Unabhängig von ihrer klinischen Symptomatik sollten aber alle reproduzier- und darstellbaren intraduktalen Befunde einer histologischen Abklärung zugeführt werden. Je mehr auffällige Stigmata dabei zusammenkommen, um so dringender wird der Verdacht auf ein Malignom.

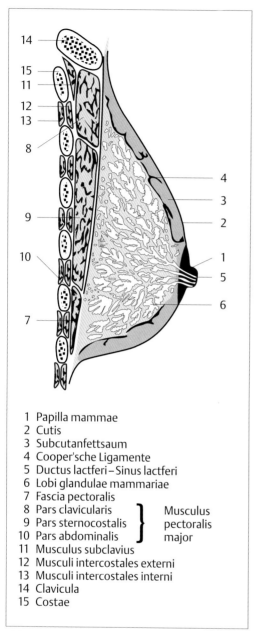

1 Papilla mammae
2 Cutis
3 Subcutanfettsaum
4 Cooper'sche Ligamente
5 Ductus lactferi – Sinus lactferi
6 Lobi glandulae mammariae
7 Fascia pectoralis
8 Pars clavicularis ⎫ Musculus
9 Pars sternocostalis ⎬ pectoralis
10 Pars abdominalis ⎭ major
11 Musculus subclavius
12 Musculi intercostales externi
13 Musculi intercostales interni
14 Clavicula
15 Costae

Abb. 8.**1** Anatomische Grundstrukturen.

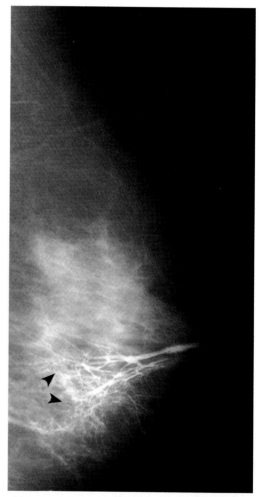

Abb. 8.**2** Normales Galaktogramm eines Milchgangssegmentes mit feiner Verästelung der Ductuli bis tief in den Drüsenkörper (➤).

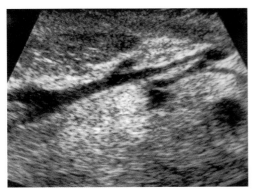

Abb. 8.**3** Sonographische Darstellung eines leicht erweiterten Milchgangsabschnittes mit einem 10-MHz-Schallkopf.

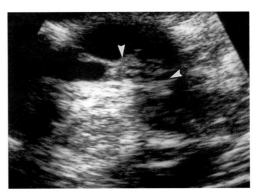

Abb. 8.**5** Ektatischer Milchgang mit irregulärer echodichter Formation (➤) bei blutiger Sekretion. – Histologie: karzinomatös entartetes Milchgangspapillom, noch auf den Milchgang beschränkt.

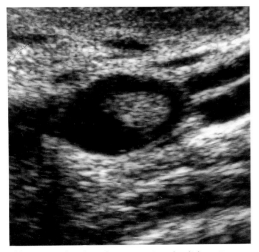

Abb. 8.**4** Duktuskonglomerat mit echodichter Formation im kleinzystisch erweiterten zentralen Anteil.

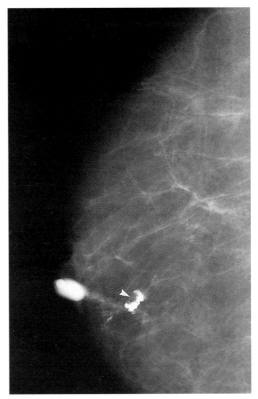

Abb. 8.**6** Ektatischer Milchgang wie Abb. 8.**5** in unterschiedlicher Stärke mit Kontrastmittel benetzt. Breitbasig der Wand aufsitzende polypöse Tumorformation (➙) mit Aussparungseffekt sowie plumper Abbruch des Milchganges.

baren intraduktalen Befunde einer histologischen Abklärung zugeführt werden. Je mehr auffällige Stigmata dabei zusammenkommen, um so dringender wird der Verdacht auf ein Malignom.

Als Indikation für die Galaktographie gelten blutiges und seröses Sekret sowie zytologische Auffälligkeiten bei einem Mamillensekretabstrich, unabhängig von der wenig bedeutsamen Farbe des Sekretes (11). Eine minimale Sekretion, die bei starkem Druck auf die Mamille ausgelöst werden kann, auch wenn sie möglicherweise aus mehreren Milchgängen kommt, gibt bei sonst unauffälliger Mammadiagnostik keinen Grund für eine Galaktographie. Bei milchigen Sekretionen außerhalb der Gravidität sollte eher an eine systemische Ursache, wie hormoneller oder medikamentöser Einfluß, gedacht werden. Im Vorfeld der Galaktographie ist eine systematische Sonographie, gründliche Palpation mit Sekretprovokation und ggf. Abstrich sowie eine Nativmammographie angezeigt. Dieses Vorgehen empfiehlt sich grundsätzlich bei allen Patientinnen, die bei Anamneseerhebung über eine Sekretion berichten, um bei einer unüberlegten Abfolge der Untersuchungen nicht wichtige Befunde zu verschleiern. Da bei der Galaktographie wäßrige jodhaltige Kontrastmittel zum Einsatz kommen, ist es unabdingbar, sich vorher über eventuelle Jodallergien, aber auch manifeste Hyperthyreosen zu informieren, da ein gelegentlicher Übertritt von Kontrastmittel ins Blutgefäßsystem nicht ausgeschlossen werden kann. Nach üblicher Desinfektion der Mamille und des umgebenden Brustabschnittes kann unter sterilen Bedingungen der sezernierende Milchgang, gegebenenfalls nach Aufweitung über einen feinen Teflonkatheter, mit dem Kontrastmittel aufgefüllt werden. **Cave:** Luftblasen können Aussparungseffekte vortäuschen!

Gibt die Patientin bei dem Füllungsvorgang einen Druckschmerz an, so empfiehlt es sich, die Instillation zu beenden, da zu viel Kontrastmittel in dem zu untersuchenden Areal die Beurteilung der Galaktographie unmöglich machen kann. Der Katheter sollte möglichst im Milchgang in situ verbleiben und mit einer Nadel verschlossen werden, um ein Abfließen des Kontrastmittels bei der nachfolgenden Mammographie zu verhindern. Diese sollte mit überlegt dosierter Kompression erfolgen. Vor Entfernung des Katheters kann es sinnvoll sein, den Inhalt des mit Kontrastmittel angefüllten Milchganges mit einer Spritze unter hohem Sog abzusaugen, um auch das so gewonnene Material zytologisch auszuwerten.

Bei der Beurteilung des Galaktogrammes muß zur Lokalisation des sezernierenden Milchganges, zur Farbe und Menge des Sekretes und zur Durchführbarkeit der Sondierung und Instillation Stellung genommen werden. Die Richtung des Milchganges sowie die Art der Verästelung und auch auffallende Kalibersprünge sind zu dokumentieren. Das Hauptaugenmerk gilt Aussparungseffekten und Milchgangsabbrüchen. Diese sollten speziell bezüglich ihrer Lokalisation und ihrer Größe charakterisiert werden.

Trotz aller Sorgfalt bei der Durchführung der Galaktographie ist ein Überspritzen von Kontrastmittel in das umgebende Gewebe nicht stets vermeidbar. Hier kann die Sonographie unter Umständen zur Abklärung der Ursache beitragen (Abb. 8.**7**, 8.**8**).

Auffällige Galaktographiebefunde sollten nochmals nachsonographiert werden, wobei sich hier bezüglich der Befundkorrelation der Wert der Sonographie vor der Galaktographie zeigt (Abb. 8.**9**, 8.**10**, 8.**11**).

Daß bei der Galaktographie allerdings nicht nur Milchgänge mit dem Kontrastmittel angefüllt werden können, zeigt nachfolgendes Beispiel einer 24jährigen Patientin, bei der es nach chronisch rezidivierenden Mastitiden zum Auftreten eines perimamillären Fistelganges gekommen war. Dieser muß vor der geplanten operativen Sanierung in seiner vollen Ausdehnung dokumentiert werden, so daß hier ähnlich wie bei der Galaktographie vorgegangen werden kann (Abb. 8.**12**).

Pathologische Veränderungen am Milchgangssystem können sich aber auch in anderer Weise bemerkbar machen. Beim Einsatz hochfrequenter Schallköpfe läßt sich immer häufiger das sonographische Phänomen umschriebener Duktuskonglomerate darstellen. Bei der histologischen Abklärung solcher Auffälligkeiten finden sich nicht selten Zelltypien oder sogar intraduktale Karzinome (Abb. 8.**13**). Mammographisch sind es besonders die duktal angeordneten, gruppierten Mikrokalkpartikel, die den Verdacht auf pathologische Veränderungen in den Milchgängen erzeugen (Abb. 8.**14**). Neben suspekten Mikrokalkansammlungen gibt es aber noch eine ganze Reihe nicht suspekter Kalkablagerungen in den Milchgängen (Abb. 8.**15**).

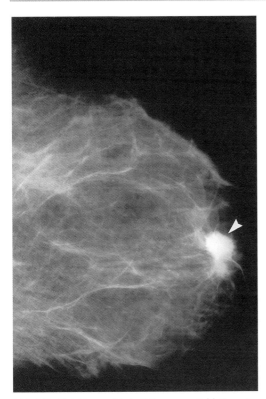

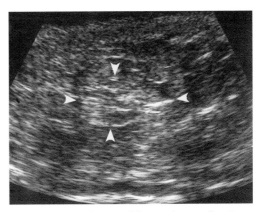

Abb. 8.**9** Vor geplanter Galaktographie erstelltes Sonogramm mit inhomogener Echoformation links medial in Mamillenhöhe (➤).

Abb. 8.**7** Galaktographie bei Mamma mit blutiger Sekretion. Trotz problemloser Sondierung und vorsichtiger Kontrastmittelinstillation Überspritzung (➤) und damit nicht auswertbares Galaktogramm.

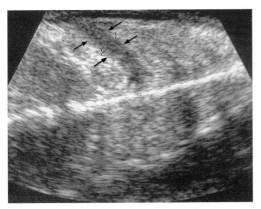

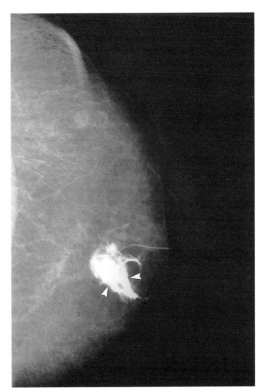

Abb. 8.**8** Präparatsonographie des in Abb. 8.7 dargestellten Milchganges. Es zeigt sich eine komplette Ausfüllung des Milchganges (↑) mit echogenem Material. – Histologie: Milchgangspapillomatose mit Zellatypien.

Abb. 8.**10** Darstellung eines Milchganges bei blutiger Sekretion. Trotz problemloser Sondierung und Kontrastmittelinstillation keine weiter zu differenzierende Kontrastmittelverteilung (➤).

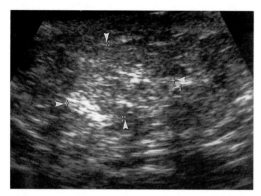

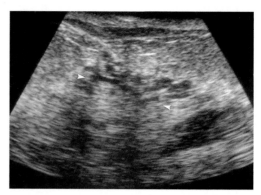

Abb. 8.**11** Kontrastmittelverteilung in dem in Abb. 8.**10** dargestellten Befund im Sonogramm. Es zeigt sich nun das Korrelat zur Galaktographie (➤). Histologie: Mastopathie Grad III nach Prechtel.

Abb. 8.**13** Ausgedehntes Duktuskonglomerat (➤), das mammographisch eher eine diffuse Mikrokalkablagerung zeigte. – Histologie: Mastopathie mit ausgeprägter Atypien (Prechtel III) sowie an mehreren Stellen Übergang in ein intraduktales Karzinom.

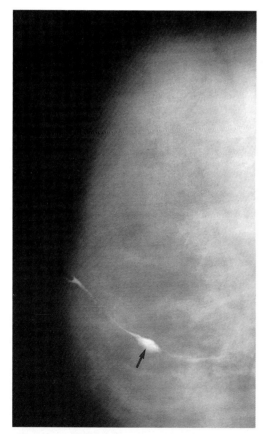

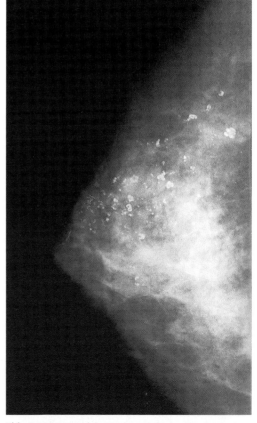

Abb. 8.**12** Fisteldarstellung der rechten Brust mit nach kaudal ziehender, fast bis zur Brustbasis reichender Fistel, die ca. 3 cm von der Haut entfernt eine zusätzliche Aussackung aufweist (↑).

Abb. 8.**14** Ausgedehntes intraduktales Karzinom vom Komedotyp rechts oben außen – atypischer Befund.

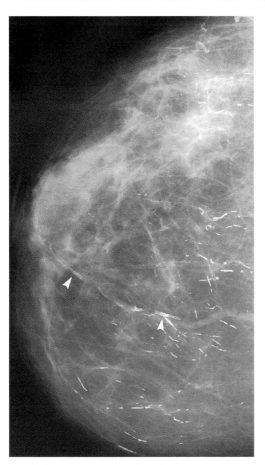

Abb. 8.**15** Benigne intraduktale Kalkablagerungen als nadelförmige Kalkpartikel bei Z. n. abakteriell verlaufender Plasmazellmastitis. Als Nebenbefund stellen sich an mehreren Stellen verkalkte Arterien dar (➤).

8.2.3 Zysten, intra- und parazystische Befunde

Analog zu den Verhältnissen bei der sonographischen Milchgangsdiagnostik erweist sich auch bei der Zystendiagnostik das dort aufgestaute Sekret als körpereigenes Kontrastmittel zur Akzentuierung in den Zysten selbst oder neben den Zysten auftretender pathologischer Veränderungen (Abb. 8.**16**, 8.**17**). Mammographisch ist die Pneumozystographie zur Diagnostik intrazystischer Prozesse in den Hintergrund getreten. In vielen Zentren gilt es bereits als obsolet, sonographisch

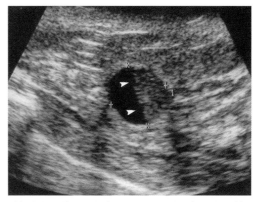

Abb. 8.**16** Glatter Sedimentationsspiegel in einer kleinen Kalkmilchzyste, welcher sich bei der Sonographie in liegender Position selbstverständlich senkrecht darstellt (➤).

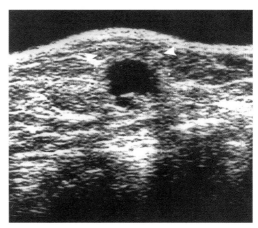

Abb. 8.**17** Invasives Mammakarzinom, ausgehend von einer intrazystischen Neoplasie. An der Rückwand irregulär strukturierte zystische Formation mit echodichtem Randsaum und verdichtetem Subkutanbereich über der Zyste (➤).

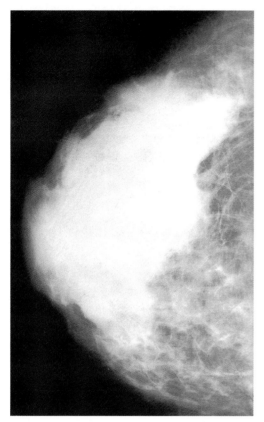

Abb. 8.**18** Mammographisch letztendlich nicht zu beurteilender dysplastischer Drüsenkörper.

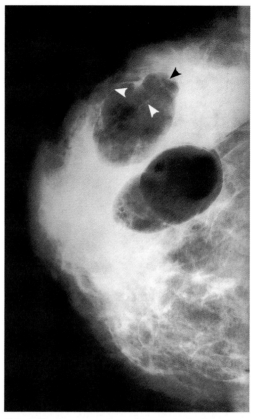

Abb. 8.**19** Pneumozystographie nach Punktion von mehreren großen Zysten mit Luftfüllung, derselbe Befund wie Abb. 8.**18**. Es zeigt sich nun eine verbesserte Strahlentransparenz des Drüsenkörpers, die mehrere verkalkte Arterien abgrenzen läßt, die vorher nicht zu erkennen waren (➤).

als auffällig klassifizierte Zysten zu punktieren. Diese Befunde sollen primär operativ angegangen werden. Dies nicht zuletzt, um dem Operateur durch Erhaltung des Zystenbalges das Auffinden zu erleichtern. Ist der Entschluß zur Zystenpunktion gefallen, so sollte die konsekutive Luftauffüllung nach der Punktion zur Durchfüh-

rung einer Pneumozystographie nicht unterlassen werden. Die insufflierte Luft bietet durch ihren Negativkontrast im Mammogramm den sogenannten „Fenstereffekt". Durch die Erhöhung der Strahlentransparenz werden dabei Bilddetails erkannt, die möglicherweise vorher nicht gesehen werden konnten (Abb. 8.**18**, 8.**19**).

8.3 Kontrastmitteleinsatz am Blutgefäßsystem der Mamma

Während das Milchgangs- und Lymphgefäßsystem der Mamma von peripher allseits mehr oder weniger radiär in Richtung Mamille ausgerichtet ist, ziehen die arteriellen Gefäße zur Versorgung der Brust überwiegend von lateral oder medial in das Organ ein. Als Rami mammarii laterales aus der Arteria thoracica lateralis und als Rami mammarii mediales aus der Arteria thoracica interna bzw. den Interkostalarterien kommend, werden sie von kranial durch den Ast der Arteria thoracoacromialis unterstützt. Den venösen Blutabstrom aus der Brust gewährleistet ein netzartig das ganze Organ durchsetzendes Venengeflecht, das insbesondere retromamillär stark plexusartig erweitert ist und retroareolär auch eine Reihe von Anastomosen zum arteriellen Gefäßsystem aufweist. Dieses an sich schon sehr stark ausgeprägte Blutgefäßsystem ermöglicht erst durch eine noch weitere Steigerung der Vaskularisation die Funktion der Mamma während der Laktation.

Da viele pathologische Veränderungen auch mit einer Beeinflussung der Vaskularisation einhergehen, liegt es an sich nahe, das Blutgefäßsystem der Mamma für diagnostische Zwecke zu gebrauchen (8). In der Vergangenheit hat es bereits mehrere, zunächst vielversprechende diesbezügliche Ansätze gegeben. Die Arteriographie der Mamma erwies sich allerdings als zu umständlich und die Thermographie konnte ebenso wie der continuous-wave-Doppler (cw-Doppler) nur oberflächliche Wiedergaben von Vaskularisationsmustern erbringen (4,9). In letzter Zeit ist die Magnetresonanztomographie mehr und mehr in die Mammadiagnostik integriert worden. Auch sie nutzt unter der Verwendung von Kontrastmitteln die Darstellung auffälliger Vaskularisationsareale aus.

Die bislang einzige Methode, die überzeugend nicht nur die Gefäße, sondern auch noch den Durchblutungsvorgang selbst beurteilen kann, ist die farbcodierte Real-Time-Sonographie und der gepulste Doppler-Ultraschall oder pw-Doppler (1, 2, 12). Im konventionellen B-Mode-Ultraschall kann bei Verwendung normofrequenter Transducer (ca. 5 – 7 MHz) außer den größeren axillären Gefäßen lediglich zufällig eine subkutane, variköse erweiterte Vene oder eine stark verkalkte Arterie zu sehen sein (Abb. 8.**20**, 8.**21**). Der Einsatz hochfrequenter Schallköpfe (=/ > 10 MHz) ermöglicht dagegen auch das Auffinden kleinerer intramammärer Arterien, erfahrungsgemäß am ehesten im Bereich der Rr. mammarii laterales. Sehr viel günstiger ist die Entdeckung kleinerer Gefäße im Ultraschallbild durch den Einsatz von Techniken geworden, die in der Lage sind, den Blutfluß als Bewegung in Farbe wiederzugeben. Solche in der Tiefe des Gewebes darstellbaren Gefäße können dann über einen gepulsten Doppler weiter hinsichtlich ihrer Strömungseigenschaften untersucht werden. Hierbei kommt eine wesentliche Überlegung zum Tragen, und zwar, daß in der Brust entstehende Neubildungen, seien sie benigne oder maligne, ab einer Größe von ca. 3 mm eine Neovaskularisation auslösen, um stetig weiterwachsen zu können (5). Diese neugebildeten Gefäße lassen sich sowohl pathohistologisch als auch bei der entsprechenden dynamischen Untersuchung von den restlichen Gefäßen unterscheiden, da sie einen von der Norm abweichenden Wandaufbau besitzen. Sowohl der Einsatz der Dopplersonographie für die Mammadia-

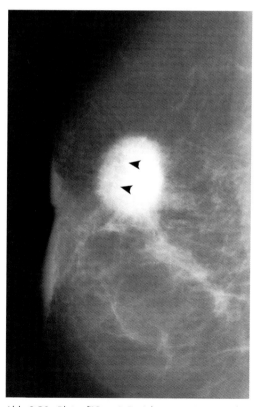

Abb. 8.**20** Blutgefäße mit Beziehung zu einem pathologischen Prozeß in der Mamma. Intramural stärker verkalkte Arterie, durch ein großes Mammakarzinom ziehend (➤).

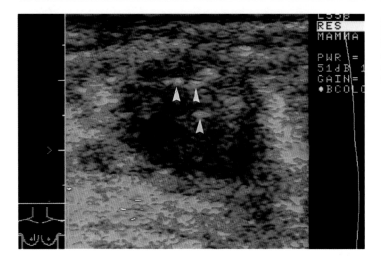

Abb. 8.**21** Sonographisches Korrelat zu Abb. 8.**20** mit kontrastakzentuierten farbcodierten Echoformationen, die den verkalkten Gefäßabschnitten entsprechen (➤).

gnostik als auch die Erkenntnis über die Neovaskularisation ist bereits seit den 70er Jahren bekannt (15). Allerdings war zu dieser Zeit weder die Dopplersonographie weit genug entwickelt, noch erbrachte die Neovaskularisationsforschung wesentliche Durchbrüche. Es war damals ziemlich schnell klar geworden, daß neben malignen Neubildungen auch benigne Veränderungen, ja sogar Narbengewebe eine Neovaskularisation induzieren können. Es ist daher relativ verwunderlich gewesen, daß nach Verfügbarkeit moderner Techniken sowohl auf dem Ultraschall- als auch auf dem MRT-Sektor die Vaskularisationsdiagnostik in euphorischer Art und Weise zum Dignitätsnachweis propagiert wurde. Nach umfangreichen Erfahrungen wich allerdings diese Euphorie einer gewissen Ernüchterung, die es mit sich brachte, daß die neuen Techniken auf ihre wahre klinische Verwendbarkeit hin analysiert wurden. Bei dieser Analyse kristallisierte sich schnell heraus, daß neben dem einfachen Nachweis einer verstärkten Vaskularisation in einem bestimmten Areal mit Verdacht auf Neovaskularisation besonders die Untersuchung dynamischer Vorgänge von diagnostischem Wert sind. So bürgerte sich die Messung des Signalintensitätsanstieges pro Zeit in der MRT-Technik schnell als diagnostisches Kriterium ein.

Da diese Untersuchungen aber nur unter Zuhilfenahme eines Kontrastmittels möglich sind, ist in Analogie dazu der Wunsch sehr verständlich, auch für die Ultraschalltechnik über entsprechende Mittel verfügen zu können. Der Einsatz echogener Kontrastmittel für die Mammadiagnostik scheiterte aber zunächst an der Tatsache, daß

die verfügbaren Stoffe für die Passage durch den Lungenkreislauf nicht stabil genug waren, um danach noch in peripheren Organen nachweisbar zu bleiben. Um eine ausreichend lange Wirksamkeit zu zeigen, müßte ein entsprechendes Kontrastmittel aber nicht nur eine, sondern eine größere Zahl von Lungenpassagen überstehen. Anfang der 90er Jahre gelang es der Firma Schering, durch eine Veränderung des bereits bekannten Ultraschallkontrastmittels Echovist® (SH U 454), diese Forderung zu erfüllen. Das neue Kontrastmittel Levovist® (SH U 508) besteht ähnlich wie Echovist® aus einer Galaktosesuspension, die durch den Zusatz einer geringen Menge von Fettsäuren galenisch derart verändert wurde, daß eine mehrmalige Lungenkapillarpassage kein Problem mehr darstellt. Levovist® ist in der Lage, auch in peripheren Organen einen Signalanstieg in einer Größenordnung zwischen 10 und 20 dB zu verursachen (13, 14). Diese revolutionierende Entwicklung auf dem Echokontrastmittelsektor läßt auch in der Mammadiagnostik erahnen, daß die bislang als gesichert angesehenen Erkenntnisse über die Tumorvaskularisation völlig neu überdacht werden müssen (3, 7, 10).

8.3.1 Beobachtungen beim Einsatz von Levovist® in der Mammadiagnostik

Mit Ausnahme von Patientinnen, die an einer Galaktosämie erkrankt sind, kann Levovist® bei allen Frauen eingesetzt werden. Zur Vorbereitung muß eine entsprechende Suspension von Galaktosemikropartikeln in Aqua ad injectionem frisch hergestellt werden. Aus den bislang verfügbaren

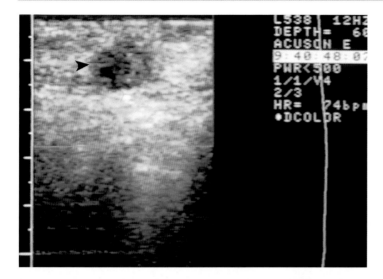

Abb. 8.**22** Patientin mit malignitätsverdächtigem Herdbefund (➤) rechts oben außen – Nativsonographie vor Kontrastmittelinjektion.

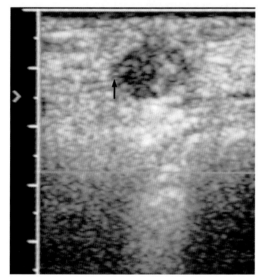

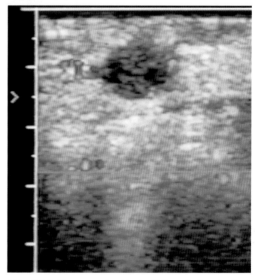

Abb. 8.**23** Kontrastmitteldosis 200 mg/ml: gerade wahrnehmbarem, zum Tumor ziehendem Gefäß (↑). Der gleiche Befund wie Abb. 8.**22**.

Abb. 8.**24** Kontrastmitteldosis 400 mg/ml: sehr kontrastreicher Darstellung des Gefäßes. – Histologie: Grauglasiger Herd (1 cm) im Rahmen einer Mastitis non puerperalis. Gleicher Befund wie Abb. 8.**22**.

Erkenntnissen erscheint eine Dosierung von 300 bis 400 mg Mikropartikel/ml Suspension adäquat zu sein. Vor Einsatz des Kontrastmittels ist eine Basismammographie und Mammasonographie obligat (Abb. 8.**22**). Die Injektion von Levovist® erfolgt über eine periphere intravenöse Verweilkanüle als Bolusinjektion. Die ersten Kontastmitteleffekte lassen sich bereits 15 Sekunden nach der Injektion registrieren. Sie sind durchaus

von der Konzentration des Mittels abhängig (Abb. 8.**23**, 8.**24**). Wenn man über Kontrastmitteleffekte spricht, darf man die entsprechenden Begleiterscheinungen nicht vergessen (6). Eines der Artefakte tritt gleich initial nach Injektion auf und wird als „color blooming" bezeichnet. Dieses Farbaufblühen ist in den Bereichen zu verzeichnen, in denen eigentlich keine Farbsignale auftreten dürften. Sie verschwinden aber nach kurzer

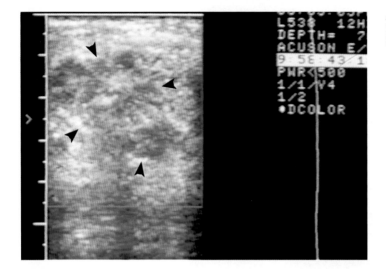

Abb. 8.**25** Primäres Osteosarkom der Mamma, im Nativbild kaum abgrenzbar (➤).

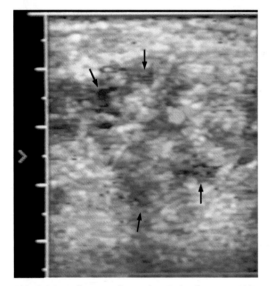

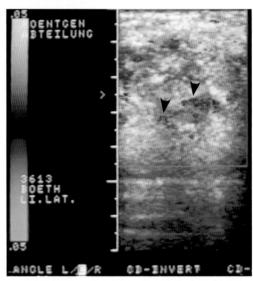

Abb. 8.**26** Anflutungsphase des Befundes aus Abb. 8.**25** nach Kontrastmittelinjektion mit Demarkierung des Tumorrandes durch die Farbsignale (↪).

Abb. 8.**27** nach einer Wartephase zeigen sich zunehmend auch intratumorale Gefäßsignale (➤). Gleicher Befund wie Abb. 8.**25**.

Zeit wieder. Echte Farbsignale als Korrelation zum Blutfluß zeigen sich im bezug auf tumoröse Veränderungen dann in der Anflutungsphase zunächst peripher und bilden einen den Prozeß demarkierenden Saum (Abb. 8.**25**–8.**27**). Im Verlauf der unterschiedlich langen Verweilphase, die mehrere Minuten anhält, treten dann in vielen Fällen auch intratumorale Gefäßsignale auf. Der Kontrastmitteleffekt verschwindet im Rahmen der Auswaschphase so weit, daß die registrierten

Signale nach und nach weniger und schwächer werden. Während sich die Kontrastmittelwirkung abbaut, kommt es gelegentlich zum Auftreten eines weiteren Artefaktes. Höchstwahrscheinlich löst das Platzen der Mikrobläschen den als „bubble noise" beschriebenen Effekt aus. Als kompliziertesten Nebeneffekt verändert der Kontrastmitteleinsatz auch die mittels gepulstem Doppler aus den Gefäßen abgeleiteten Strömungseigenschaften.

8.3.2 Einzelbeobachtungen unter Einsatz von Levovist® in Abhängigkeit zum histopathologischen Befund

Erfahrungsgemäß zeigt sich weder bei einfachen Mammazysten noch bei postoperativ aufgetretenen Seromen oder Ölzysten eine suspekte Neovaskularisation (Abb. 8.**28**, 8.**29**). Während sich bei diffusen Veränderungen in der Regel nur einzelnen Gefäße abbilden lassen (Abb. 8.**30**, 8. **31**), können auch benigne Tumoren ein durchaus komplexes Vaskularisationsbild präsentieren (Abb. 8.**32**, 8.**33**). Bei größeren, rasch wachsenden Karzinomen erwartet man primär ein ausgeprägtes Vaskularisationsmuster, aber auch die in diesem Zusammenhang zu beobachtenden axillären Lymphknotenmetastasen zeigen unter Echokontrastmitteleinsatz nachweislich eine Durchblutung (Abb. 8.**34** – 8.**36**). Auch kleine Karzinome können bereits eine erhebliche Neovaskularisation induzieren (Abb. 8.**37**, 8.**38**). Für den Diagnostiker ist der Einsatz auch bei schwer beurteilbaren Mammae und unklaren mammographischen Verhältnissen, wie z.B. diffusem Mikrokalk, von Vorteil. Hier ist eine starke vaskularisierte Region einer gezielten Biopsie zuführbar. Auch wird es immer aktueller, bestimmte Therapieformen begleitend zu kontrollieren (Abb. 8.**39**, 8.**40**).

8.4 Zusammenfassung

Während der Einsatz von Kontrastmitteln in der Mammadiagnostik bereits generell als etabliert und unverzichtbar angesehen werden kann, ist mit der Entwicklung von Echokontrastmitteln für die farbcodierte Gefäßdarstellung ein revolutionärer Schritt gelungen. Die damit möglich gewordene dynamische Vaskularisationsanalyse von physiologischen und pathologischen Veränderungen ersetzt zwar in keiner Weise die pathohistologische Diagnostik, erlaubt aber erstmals faszinierende Einblicke in die Gefäßversorgung von Mammatumoren. Während nun die Forderung an die Techniker gestellt werden muß, die Ultraschallgeräte für entsprechende quantitative Analysen ähnlich der MRT-Technik nachzurüsten, muß überlegt werden, welche Informationen mit dieser Technik derzeit schon klinisch genutzt werden können.

Präoperativ ist gerade bei brusterhaltenden Operationsverfahren die Information für den Operateur, aus welcher Richtung die Hauptblutversorgung des Tumors erfolgt und ob sich aus der Darstellung der Gefäßkorona in der Anflutungsphase Hinweise für das Ausmaß der Exzision ableiten lassen, sehr wichtig. Für den Diagnostiker ist diese Methode insbesondere bei schwer beurteilbaren Befunden von Vorteil. In letzter Zeit ist auch eine zunehmende Tendenz festzustellen, Therapien in kurzer Abfolge sonographisch zu kontrollieren. Sowohl bei einer Antibiotika- als auch bei einer Zytostatikatherapie kann der Nachweis der Durchblutung eines Befundes bzw. der Nachweis von Veränderungen in der Vaskularisation therapieentscheidend sein.

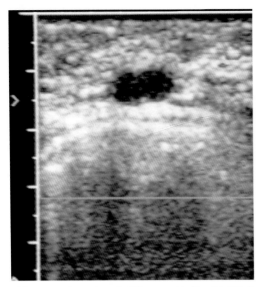

Abb. 8.**28** Kleine Zyste bei Mastopathie (Prechtel II) als Nebenbefund eines homolateral diagnostizierten Karzinoms.

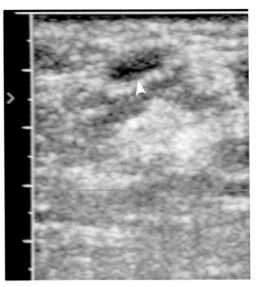

Abb. 8.**29** Flau begrenzte, relativ homogen strukturierte Ölzyste nach Tumorektomie (➤).

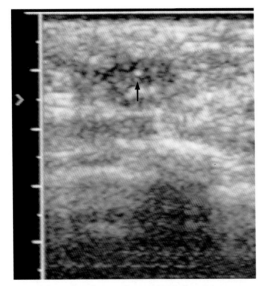

Abb. 8.**30** Klinisch suspekter Befund, der eine sonographisch schlecht abgrenzbare hyporeflektive Zone zeigt. Auch bei hoher Kontrastmittelkonzentration lassen sich zentral nur schwache Gefäßsignale erkennen (↑). – Histologie: Sklerosierende Adenose.

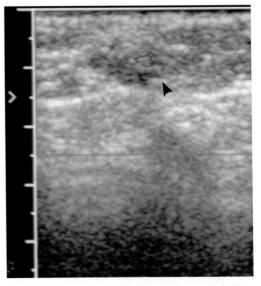

Abb. 8.**31** Nach Kontrastmittelinjektion zentral deutlich zu erkennende Gefäßanschnitte (➤) in einem Narbenareal bei Z. n. Tumorektomie. Histologie: Narbengewebe, kein Hinweis auf Lokalrezidiv.

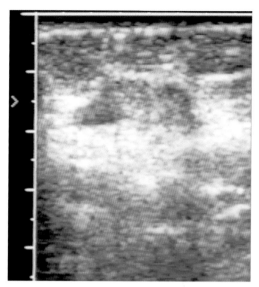

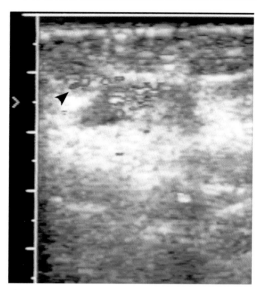

Abb. 8.**32** Tastbarer Tumor in der rechten Brust, aus dem sich auf Druck blutiges Mamillensekret entleert. Sonographisch unscharf begrenzter hyporeflektierter Herd.

Abb. 8.**33** Nach Kontrastmittelinjektion stellt sich im gleichen Befund wie in Abb. 8.**32** ein intensiver Bluteinstrom in diesen Tumor über einen Gefäßstiel sowie eine völlig irreguläre intratumorale Vaskularisation dar.

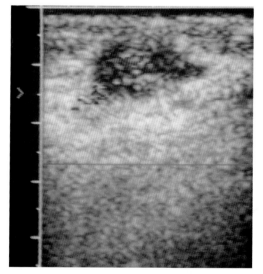

Abb. 8.**34** Multizentrisches infiltrierendes tubuläres Mammakarzinom mit mehreren hyporeflektiven Herden im Sonogramm. Alle diese Herde zeigen nach Kontrastmittelinjektion ein ausgeprägtes irreguläres Vaskularisationsmuster.

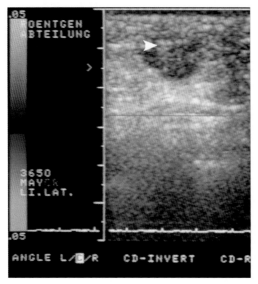 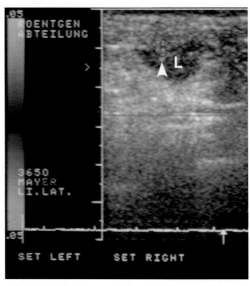

Abb. 8.**35** Axilläre Lymphknotenmetastase (L) des Mammakarzinoms aus Abb. 8.**34** vor Kontrastmittelinjektion.

Abb. 8.**36** Gleicher Lymphknoten (L) wie Abb. 8.**35** nach Kontrastmittelinjektion, jetzt mit zentralem Gefäßsignal (➙).

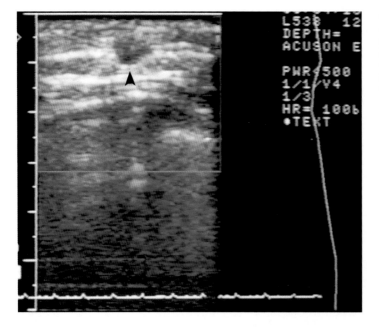

Abb. 8.**37** Infiltratriv wachsendes Mammakarzinom rechts oben innen (➤) mit einem Durchmesser von 7 mm. Sonographisch zeigt sich ein unscharf begrenzter, hyporeflektiver Herd.

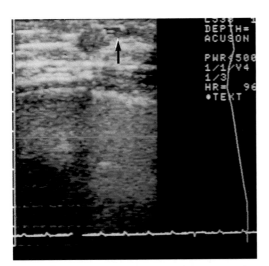

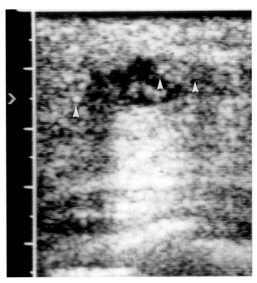

Abb. 8.**38** Befund wie Abb. 8.**37** nach Kontrastmittelinjektion mit Darstellung eines kräftigen Gefäßstiels, der von medial in das Karzinom zieht (↑).

Abb. 8.**39** Mastitis non puerperalis und beginnende Abszedierung. Nachweis der Vaskularisation, anschließende Weiterbehandlung mit einem Antibiotikum und Verschiebung der geplanten Inzision.

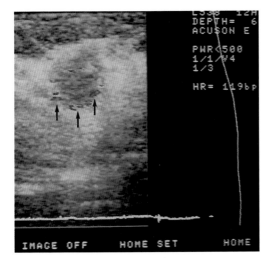

Abb. 8.**40** Punktionshistologisch gesichertes, infiltrativ wachsendes Mammakarzinom bei Z. n. drei Chemotherapiezyklen zum Downstaging. Bei unwesentlicher Tumorverkleinerung Nachweis der Vaskularisation in der Tumorperipherie (↑). Fortführung der Chemotherapie in Kenntnis dieses Befundes führte dann doch zur erhofften Tumorverkleinerung.

8.5 Literatur

[1] Bergonzi, M., F. Calliada, C. Passamonti, R. Campani, O. Bottinelli, E. Genovese, E. Bozzetti, G. Corsi, P. Leoni, A. Bozzini: Il contributo del Color Doppler nella valutazione ecografica dei noduli mammari. Radiol. Med. 79 (1990) 178 – 181

[2] Cosgrove, D. O., J. C. Bamber, J. B. Davey, J. A. McKinna, H. D. Sinnett: Color Doppler signals from breast tumors. Radiology 176 (1990) 175 – 180

[3] Duda, V. F., G. Rode, R. Schlief: Echocontrast agent enhanced color flow imaging of the breast. Ultrasound Obstet. Gynecol. 3 (1993) 191 – 194

[4] Feldmann, F., D. V. Habif, R. J. Fleming, I. E. Kanter, W. B. Seaman: Arteriography of the Breast. Radiology 89 (1967) 1053 – 1061

[5] Folkman, J., M. Hochberg: Selfregulation of growth in three dimensions. J. Exp. Med. 138 (1973) 745 – 753

[6] Forsberg, F., J.-B. Liu, P. N. Burns, D. A. Merton, B. B. Goldberg: Artifacts in Ultrasonic Contrast Agent Studies. J. Ultrasound Med. 13 (1994) 357 – 365

[7] Goldberg, B. B., J.-B. Liu, P. N. Burns, D. A. Merton, F. Forsberg: Galactose-Based Intravenous Sonographic Contrast Agent: Experimental Studies. J. Ultrasound Med. 12 (1993) 463 – 470

[8] Goldman, E.: The growth of malignant disease in man and in the lower animals with special reference to the vascular system. Proc. R. Soc. Med. 1 (1907) 3

[9] Madjar, H., S. Münch, W. Sauerbrei, M. Bauer, H. Schillinger: Differenzierte Mammadiagnostik durch CW-Doppler-Ultraschall. Radiologe 30 (1990) 193 – 197

[10] Madjar, H., H. Prömpeler, R. Schürmann, A. Göppinger, M. Breckwoldt, A. Pfleiderer: Verbesserung der Durchblutungsdiagnostik von Brusttumoren durch Echokontrastmittel. Geburtsh. u. Frauenheilk. 53 (1993) 866 – 869

[11] Paterok, E. M., H. Rosenthal, M. Säbel: Nipple discharge and abnormal galactogram. Result of a longterm study (1964 – 1990). European Journal of Obstetrics & Gynecology and Reproductive Biology 50 (1993) 227 – 234

[12] Rypens, F., P. A. Genevois, D. Tack, E. Gallety, J. C. Brombart, J. Struyven, P. Peetrons: Echographic-Doppler des tumeurs solides du sein. J. d'Echographie Méd. Ultrasons. 12 (1991) 196 – 198

[13] Schlief, R., T. Staks, M. Mahler, M. Rüfer, T. Fritzsch, W. Seifert: Successful opacification of the left heart chambers on echocardiographic examination after intravenous injection of a new saccharide-based contrast agent. Echocardiography 7 (1990) 1 – 4

[14] Schlief, R.: Ultrasound contrast agents. Curr. Opinion Radiol. (1991) 198 – 207

[15] Wells, P. N. T., M. Halliwell, R. Shidmore: Tumor detection by ultrasonic Doppler blood flow signals. Ultrasonics 15 (1977) 231 – 232

Farbdopplersonographie und Enhancement von Dopplersignalen bei Ovarialtumoren nach Injektion von Levovist®

A. Suren, R. Osmers

9 Farbdopplersonographie und Dopplersignale unter Einsatz von Levovist® bei Ovarialtumoren

9.1 Einleitung

Angiogenese kommt in der Embryonalentwicklung vor und findet im Körper unter physiologischen und pathologischen Bedingungen statt. So ist sie zum Beispiel für die Ovulation und bei der Wundheilung notwendig. Chronische Entzündungen, einige Immunreaktionen, die retrolentale Fibroplasie und die diabetische Retinopathie sind ebenfalls mit ihr vergesellschaftet (16). Die Wichtigkeit der Gefäßversorgung eines Tumors wurde erstmals von Folkman im Jahre 1972 erkannt, als er die Hypothese aufstellte, daß eine zunehmende Zellvermehrung mit der Bildung neuer Gefäße verbunden sein muß. Tumorneovaskularisation unterscheidet sich von der Angiogenese physiologischer Abläufe durch ihren ungehemmten Ablauf. So geben vitale Tumorzellen Angiogenesefaktoren ab, die das Wachstum von Kapillaren und die Mitose von Endothelzellen in vivo stimulieren (6, 7, 14). Trotzdem scheint Angiogenese allein für ein kontinuierliches Tumorwachstum nicht ausreichend zu sein. Während das Fehlen von angiogenetischen Faktoren Tumorwachstum limitiert, garantieren sie auf der anderen Seite jedoch kein kontinuierliches Wachstum. Ferner existieren Tumorzellen z.B. in Aszites oder als Monolayer zwischen Membranen (z.B. Gliomatosis der Meningen), die sich ohne Neovaskularisation ausbreiten (8).

Tumorgefäße unterscheiden sich von normalen Gefäßen durch die Verminderung der Wandmuskulatur und durch eine verstärkte Permeabilität. Mit den mikroskopisch nachweisbaren arteriovenösen Shunts und durch die Zunahme der Gefäße kommt es im malignen Tumor zur Verminderung des Flußwiderstandes und damit zur Verstärkung des diastolischen Flusses und zu einem Fehlen der systolischen-diastolischen Charakteristik (2, 9, 18).

Die Einführung der farbcodierten Doppler-Sonographie und der vaginalen Sonographie waren revolutionierende Entwicklungen auf dem Gebiet des diagnostischen Ultraschalls in Geburtshilfe und Gynäkologie. Die Kombination beider Möglichkeiten in einer einzigen Ultraschallsonde bietet als diagnostische Methode unerwarteten Einblick in das dynamische Geschehen der Gefäße im kleinen Becken. Mit der Verbesserung der Farbdopplergeräte in den letzten Jahren wurde ihre Empfindlichkeit zur Erfassung niedriger Blutflüsse wesentlich verbessert. Sie werden zunehmend zur Differenzierung von malignen und benignen Ovarialtumoren (4, 5, 12, 13, 17, 20, 21, 22, 29, 31, 32, 33, 22) und zur Verbesserung der Frühdiagnostik eingesetzt (19).

9.2 Vaginosonographische Beurteilung von Ovarialtumoren

Mit einem Anteil von ca. 10 – 25 % an den Genitalkarzinomen ist das Ovarialkarzinom das dritthäufigste Genitalneoplasma. Prognostisch ist es jedoch das ungünstigste. Aufgrund seiner Symptomlosigkeit wird es zumeist erst in fortgeschrittenem Stadium entdeckt. Etwa 50 % der Fälle finden sich zum Zeitpunkt der Diagnose im Stadium III, 20 % im Stadium IV. Nur 30 % der Ovarialkarzinome befinden sich bei der Diagnosestellung im Stadium I, so daß die Überlebensrate aller Stadien nur 30 % beträgt. Diese Zahlen demonstrieren eindrücklich, wie wichtig die Früherkennung für die Prognose eines Ovarialkarzinoms ist, da die Überlebensrate im Stadium I nach operativer Therapie über 90 % beträgt (25).

Frühere Ultraschallstudien zeigten, daß maligne Ovarialtumoren, die klinisch stumm und bei der gynäkologischen Untersuchung nicht palpabel waren, sonographisch entdeckt werden können. Die Möglichkeiten und den Nutzen der abdominalen Sonographie zum Ovarialscreening konnten Bhan und Campbell 1986 nachweisen. Das sonomorphologische Bild eines benignen oder malignen Ovarialtumors kann jedoch ähnlich sein. Es gibt sowohl echte Neoplasien mit dem sonographischen Erscheinungsbild eines funktionellen Tumors als auch umgekehrt. Ein unscharfer Rand, komplexe Binnenstrukturen und inhomogene Echoverteilungen lassen zwar einen malignen Prozeß vermuten, differenzierte

Beurteilungsscores konnten bisher jedoch in keiner sonographischen Studie eine ausreichende diagnostische Sicherheit zur Charakterisierung von Ovarialkarzinomen geben (23, 24, 26).

Der Einsatz des Farbdopplers mit der Möglichkeit der Darstellung von Tumorgefäßen und die Vermessung ihrer Flußcharakteristika könnte möglicherweise in Zukunft aus diesem Dilemma heraushelfen. In früheren Arbeiten wurden in der Regel signifikante Unterschiede des Resistance-(RI) und des Pulsatility-Index (PI) bei malignen und benignen Ovarialtumoren nachgewiesen. Der Gefäßnachweis in den Ovarialtumoren, die Dopplermeßwerte, die Unterscheidungskriterien und letztlich die Treffsicherheit der Differenzierung von benignen und malignen Ovarialtumoren variieren jedoch erheblich (5, 12, 13, 17, 20, 21, 29, 31, 32, 33).

Fast stets können in einem malignen Ovarialtumor Gefäße analysiert werden. Nur in Ausnahmen ist bei malignen Ovarialtumoren keine Vaskularisation nachweisbar. Bei benignen Ovarialtumoren finden sich dagegen für den Nachweis einer Vaskularisation differente Angaben (Tab. 10.1). Diese Unterschiede im Gefäßnachweis lassen sich entweder durch unterschiedliche und nur eingeschränkt vergleichbare Patientenkollektive oder eher durch unterschiedliche Farbdoppler-Ultraschallgeräte mit unterschiedlicher Empfindlichkeit erklären (25).

Die Verbesserung der Sensitivität der Farbdopplergeräte war Gegenstand der Forschung der letzten Jahre. Akustische und physikalische Gegebenheiten sowie die derzeitigen Grenzen der Datenverarbeitung ermöglichen weitere Fortschritte aber nur mit einem erheblichen technischen Aufwand. Da die Echosignalintensitäten im Ultraschallbild und damit die Kontraste vom akustischen Rückstreuverhalten der beschallten Region abhängen, lag es nahe, Substanzen zu entwickeln, die die geringe Echogenität des Blutes steigern. Während in der Röntgendiagnostik der Einsatz von kontrastgebenden Medien schon lange etabliert ist, werden Kontrastmittel in der Ultraschalldiagnostik erst seit kurzer Zeit verwendet. Grundsätzlich können alle Medien, die eine vom Körpergewebe abweichende Echogenität haben, als Kontrastmittel Verwendung finden. Man unterscheidet prinzipiell echoarme und echogene Kontrastmittel. Echoarme Kontrastmittel (physiologische Kochsalzlösung, Ringer-Lösung, Dextranlösung) können die Erkennung von echogenen Grenzflächen erleichtern. Grundsätzlicher Nachteil echoarmer Kontrastmittel ist jedoch,

Tab. 9.**1** Nachweis von Gefäßen in malignen Ovarialtumoren. Sammelstatistik (Prömpeler, 25)

Bourne et al.	(1989)	7/ 7
Timor-Tritsch et al.	(1993)	9/ 9
Sohn et al.	(1993)	22/22
Kurjak et al.	(1991)	23/23
Kurjak et al.	(1992)	56/56

Kein Nachweis einer Vaskularisation in malignen Ovarialtumoren

Kurjak et al.	(1992)	1/30
Kurjak et al.	(1992)	1/17
Kawai et al.	(1992)	1/ 9
Kurjak et al.	(1993)	2/20
Tekay et al.	(1992)	2/ 8

Nachweis einer Vaskularisation in benignen Ovarialtumoren

Kurjak et al.	(1990)	2/124
Kawai et al.	(1992)	3/ 15
Kurjak et al.	(1993)	49/216
Tekay et al.	(1992)	27/ 61
Kurjak et al.	(1992)	34/ 53
Hata et al.	(1992)	18/ 26
Timor-Tritsch et al.	(1993)	57/ 70
Bourne et al.	(1989)	10/ 10
Sohn et al.	(1993)	19/ 19
Fleischer et al.	(1991)	32/ 32
Weiner et al.	(1992)	36/ 36

daß Bewegungs- bzw. Flußphänomene nicht darstellbar sind. Nur mit echogenen, d. h. echosignalsteigernden Medien können Strömungsphänomene im B-Bild direkt beobachtet und Dopplersignale verstärkt werden. Somit lassen sich Kontrastmittel sowohl zur Darstellung von Hohlräumen als auch zur Funktionsbestimmung benutzen. Seit den Pionierarbeiten von Gramiak und Shah 1968 und Meltzer et al. 1980 ist bekannt, daß kleine Gasbläschen sehr effektive Ultraschallstreuer sind. Alle zur Zeit bekannten industriellen Echokontrastmittel basieren letztlich auf Mikrobläschen. Ein grundsätzliches Problem besteht in der kurzen In-vivo-Lebensdauer der Mikrobläschen. Bislang sind nur 2 Präparate in klinischer Entwicklung, bei denen die Bläschenstabilität auch nach Passage durch die Lungenkapillaren gegeben ist. Es sind dies AlbunexTM, Fa. Molecular Biosystems, San Diego, und Levovist®, Schering AG, Berlin.

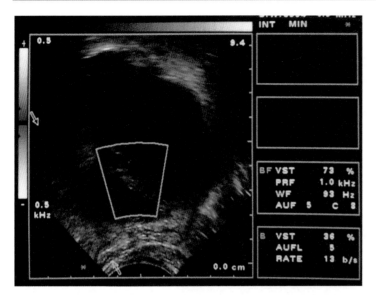

Abb. 9.**1** Im ersten Fall zeigte sich im B-Mode eine mehrkammrige Zyste ohne Binnenechos. Eine Vaskularisation konnte nicht dargestellt werden.

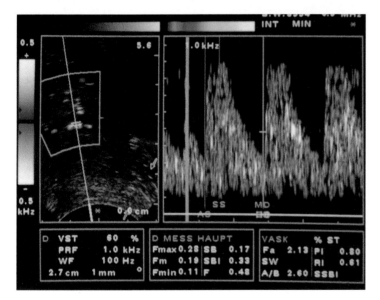

Abb. 9.**2** Nach Injektion von Levovist® konnten Gefäße dargestellt werden.

9.3 Untersuchungen und Beurteilung von Dopplersignalen bei Adnextumoren unter Einsatz von Levovist®

Ergebnisse klinischer Pilotstudien haben gezeigt, daß der Echogenitätsanstieg im arteriellen Blut nach i.v. Injektion von Levovist® die diagnostische Aussagekraft und das diagnostische Spektrum insbesondere von Gefäßdoppleruntersuchungen erweitern kann. Untersucht wurden Herzkranzgefäße, Arterien des Gehirns, der Niere, der Leber und Tumorgefäße (Mamma, Leber). Es zeigte sich, daß in über 90 % der untersuchten Patienten eine Verbesserung des Dopplersignals erreicht werden konnte (27, 28).

Eigene Untersuchungen an 30 Patientinnen mit Ovarialtumoren ergaben, daß Dopplersignalintensitäten durch i.v. Injektion von Levovist® verstärkt werden konnten. Das B-Bild ergab 6 einkammrig glattwandige Zysten ohne Binnen-

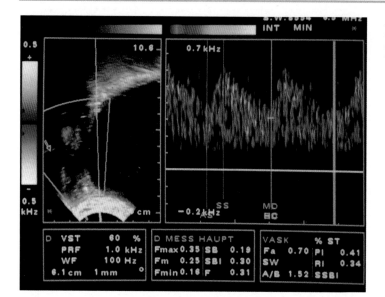

Abb. 9.**3** u. 9.**4** Bessere Gefäßdarstellung und Enhancement des Dopplersignals nach Injektion von Levovist®.

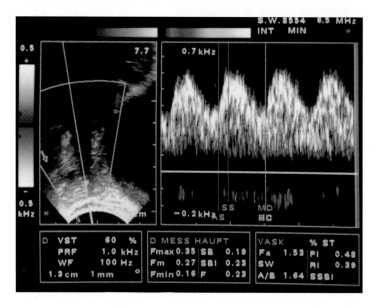

Abb. 9.**4**

echos, 7 einkammrige Zysten mit feinen Binnenechos, 13 komplexe Raumforderungen mit zystischen und soliden Anteilen, 3 mehrkammrige Zysten ohne Binnenechos und 1 mehrkammrige Zyste mit feinen homogenen Binnenechos. In 3 Fällen ergab sich sonographisch der Verdacht auf ein Ovarialkarzinom, in den anderen Fällen handelte es sich um sog. einfache Ovarialzysten, Endometriosezysten, funktionelle Zysten und Kystome.

In allen Fällen konnte eine Steigerung der Dopplersignalintensität beobachtet werden, ein ausgesprochen starker Anstieg erfolgte in 2 Fällen von Ovarialkarzinomen. In 17 Fällen konnten nach Kontrastmittelinjektion entweder in der Zystenwand oder in soliden Anteilen mehr Gefäße dargestellt werden (Abb. 9.1 – 9.4, Tab. 9.2 – 9.4). Das Enhancement des Dopplersignals dauerte im Mittel 187 s mit einem Range von 100 – 480 s (31).

	kein Signal (n)	geringe Signal- intensität (n)	gutes Signal (n)
Einkammrig glattwandige Zysten ohne Binnenechos (n = 6)	–	5	1
Einkammrig glattwandige Zysten mit feinen Binnen- echos (n = 7)	2	5	–
Komplexe Läsionen (n = 13)	3	3	7
Mehrkammrige Zysten ohne Binnenechos (n = 3)	–	3	–
Mehrkammrige Zyste mit Binnenechos (n = 1)	–	1	–

Tab. 9.**2** Ausgangswert der Doppler- signalintensität

	unverändert (n)	mäßig (n)	gut (n)	sehr stark (n)
Einkammrig glattwandige Zysten ohne Binnenechos (n = 6)	–	1	5	–
Einkammrig glattwandige Zysten mit feinen Binnen- echos (n = 7)	–	1	6	–
Komplexe Läsionen (n = 13)	–	4	7	2
Mehrkammrige Zysten ohne Binnenechos (n = 3)	–	1	2	–
Mehrkammrige Zyste mit Binnenechos (n = 1)	–	1	–	–

Tab. 9.**3** Enhancement des Doppler- signals durch Levovist®

	Mittelwert	Range
Einkammrig glattwandige Zysten ohne Binnenechos (n = 6)	157 s	(100 – 240)
Einkammrig glattwandige Zysten mit feinen Binnen- echos (n = 7)	159 s	(120 – 230)
Komplexe Läsionen (n = 13)	206 s	(110 – 480)
Mehrkammrige Zysten ohne Binnenechos (n = 3)	180 s	(150 – 240)
Mehrkammrige Zyste mit Binnenechos (n = 1)	340 s	

Tab. 9.**4** Dauer des Signalenhance- ments (Mittelwert und Range)

Da die Unterscheidung zwischen malignen und benignen Ovarialtumoren durch die alleinige Analyse des RImin bzw. PImin nur unbefriedigend gelöst ist, wurde zur Verbesserung der Differenzierung nach weiteren Vaskularisationskriterien und Dopplerparametern gesucht. Fleischer et al. (5) nutzen zur besseren Differenzierung der Tumorneovaskularisation von normalen Arteriolen neben dem Pulsatility-Index das Fehlen des diastolischen „notch" als zusätzliches Kriterium. Unter Berücksichtigung der Gefäßlokalisation (peripher, zentral, in Septen und soliden Anteilen), des Vaskularisationstyps (kein Gefäßnachweis, regulär separiert oder ungeordnet verteilte Gefäße) und des Resistance-Index haben Kurjak et al. (15) einen Farbdopplerscore gebildet. Mit der Einbindung dieser qualitativen Vaskularisationsparameter wird eine wesentliche Information der Farbdopplersonographie genutzt und es ist eine Verbesserung der Diagnostik ist zu erwarten.

Die Analyse weiterer Parameter wie Zahl der erfaßten Gefäße, deren quantitative Verteilung, Pulsatility- bzw. Resistance-Index in den verschiedenen Gefäßlokalisationen sowie systolische und diastolische maximale Flußgeschwindigkeiten bieten mögliche weitere Verbesserungen (25).

9.4 Zusammenfassung

Die Einführung der Kontrastsonographie wird in Zukunft möglicherweise den Einsatz von Scores erleichtern und durch Einbringen zusätzlicher Parameter, wie z.B. die Dauer des Dopplersignalenhancements, die Diagnosemöglichkeit weiter verbessern.

Themen zukünftiger Studien zum Einsatz sonographischer Kontrastmittel könnten die farbdopplersonographische Tumorabgrenzung in Cervix und Corpus uteri, die Vitalitätsbeurteilung von Extrauteringravitäten vor konservativer Therapie sowie die prätherapeutische Einschätzung des Therapieeffekts bei primärer Radiatio oder Zytostase sein.

9.5 Literatur

[1] Bhan, V., S. Campbell: Ultraschall als Screening-Verfahren zur Entdeckung von Ovarialtumoren. Gynäkologe 19 (1986) 135 – 141

[2] Blood, H. C., B. R. Zetter: Tumor interactions with the vasculature: angiogenesis and tumor metastasis. Biochim. Biophys. Acta. 1032 (1990) 89 – 118

[3] Bourne, T., S. Campbell, C. Steer, M. I. Whitehead, W. P. Collins: Transvaginal colour flow imaging: a possible new screening technique for ovarian cancer. B. M. J. 299 (1989) 1367 – 1370

[4] Fleischer, A. C., W. H. Rodgers, B. K. Rao, D. M. Kepple, J. A. Worell, L. L. Williams, H. W. Jones: Assessment of ovarian tumor vascularity with transvaginal color Doppler sonography. J. Ultrasound Med. 10 (1991) 563 – 568

[5] Fleischer, A. C., W. H. Rodgers, D. M. Kepple, L. L. Williams, H. W. Jones, P. R. Gross: Color Doppler sonography of benign and malignant ovarian masses. Radiographics 12 (1992) 879 – 885

[6] Folkman, J.: Anti-angiogenesis: New concept for therapy of solid tumors. Ann. Surg. 175 (1972) 409 – 416

[7] Folkmann, J.: Angiogenesis. In Jaffe, E. A. (ed.): Biology of endothelial cells. Martinus Nijhoff publishers, Boston (1984) 412 – 428

[8] Folkman, J.: Tumor angiogenesis. In: Cancer medicine, 3rd edition (1991) 1 – 105

[9] Folkman, J., E. Merler, C. Abernathy, G. Williams: Isolation of a tumor factor responsible for angiogeneses. J. Exp. Med. 133 (1971) 175 – 288

[10] Folkman, J., K. Watson, D. Ingber, D. Hanahan: Induction of angiogenesis during the transition from hyperplasia to neoplasia. Nature 339 (1989) 58 – 61

[11] Gramiak, R., P. M. Shah: Echocardiography of the aortic root. Invest. Radiol. 3 (1968) 356 – 366

[12] Hata, K., T. Hata, A. Manabe, M. Kitao: Ovarian tumors of low malignant potential: Transvaginal Doppler ultrasound features. Gynecol. Oncol. 45 (1992) 259 – 264

[13] Kawai, M., T. Kano, F. Kikkawa, O. Maeda, H. Oguchi, Y. Tomoda: Transvaginal Doppler ultrasound with color flow imaging in the diagnosis of ovarian cancer. Obstet. Gynecol. 79 (1992) 163 – 167

[14] Klagsbrun, M., J. Knighton, J. Folkman: Tumor angiogenesis activity in cells grown in tissue culture. Cancer Res. 36 (1976) 110 – 114

[15] Kurjak, A., M. Predanic: New scoring system for prediction of ovarian malignancy based on transvaginal color Doppler. J. Ultrasound Med. 11 (1992) 631 – 638

[16] Kurjak, A., A. Salihagic, S. Kupesic-Urek, A. Predanic: Clinical value of the assessment of gynaecological tumour angiogenesis by transvaginal colour Doppler. Annals of Medicine 24 (1992) 98 – 103

[17] Kurjak, A., H. Schulman, A. Sosic, I. Zalud, H. Shalan: Transvaginal ultrasound, color flow, and Doppler waveform of the postmenopausal adnexal mass. Obstet. Gynecol. 80 (1992) 917 – 921

[18] Kurjak, A., H. Shalan, S. Kupesic, M. Predanic, I. Zalud, B. Breyer, S. Jukic: Transvaginal color Doppler sonography in the assessment of pelvic tumor vascularity. Ultrasound Obstet. Gynecol. 3 (1993) 137 – 154

[19] Kurjak, A., H. Shalan, R. Matijevic, M. Predanic, S. Kupesic-Urek: Stage I ovarian cancer by transvaginal color Doppler sonography: a report of 18 cases. Ultrasound Obstet. Gynecol. 3 (1993) 195 – 198

[20] Kurjak, A., I. Zalud: Transvaginal colour flow imaging and ovarian cancer. B. M. J. 300 (1990) 330

[21] Kurjak, A., I. Zalud, A. Alfirevic: Evaluation of adnexal masses with transvaginal color ultrasound. J. Ultrasound Med. 10 (1991) 295 – 297

[22] Kurjak, A., I. Zalud, D. Jurkovic, A. Alfirevic, M. Miljan: Transvaginal color Doppler for the assessment of pelvic circulation. Acta Obstet. Gynecol. Scand. 68 (1989) 131 – 135

[23] Morley, P., E. Barnett: The use of ultrasound in the diagnosis of pelvic masses. Br. J. Radiol. 43 (1970) 602 – 617

[24] Moyle, J. W., D. Rochester, L. Sider, K. Shrock, P. Krause: Sonography of ovarian tumors: predictability of tumor type. AJR 141 (1983) 985 – 991

[25] Prömpeler, H. J., H. Madjar, W. Sauerbrei, U. Lattermann, A. du Bois, M. Breckwoldt, A. Pfleiderer: Transvaginale Farbdopplersonographie bei Ovarialtumoren. Geburtsh. u. Frauenheilk. 54 (1994) 216 – 221

[26] Schillinger, H.: Ultraschalldiagnostik. In Pfleiderer, H. (Hrsg.): Maligne Tumoren der Ovarien, Bd. 23. Enke, Stuttgart (1986) 35 – 51

[27] Schlief, R., R. Schürmann, H. P. Niendorf: Ultraschallkontrastmittel auf Galaktose-Basis: Grundlegende Eigenschaften und Ergebnisse klinischer Prüfungen. In Jahrbuch der Radiologie. Biermann-Verlag, Zürich (1991) 259 – 265

[28] Schlief, R., R. Schürmann, H. P. Niendorf: Bloodpool enhancement with SH U 508 A; Results of phase II clinical trials. Invest. Radiol. 26, Suppl. 1 (1991) 188 – 189

[29] Sohn, Ch., G. Meyberg, D. v. Fournier, G. Bastert: Die Durchblutung maligner und benigner Tumoren des inneren Genitale. Geburtsh. u. Frauenheilk. 53 (1993) 395 – 399

[30] Suren, A., B. Osmers, D. Kulenkampff, W. Kuhn: Visualization of Blood flow in small ovarian tumor vessels by transvaginal Color Doppler sonography after echo enhancement with injection of LEVOVIST®. Gynecol. Obstet. Invest. 38 (1994) 210 – 212

[31] Tekay, A., P. Jouppila: Validity of pulsatility and resistance indices in classification of adnexal tumors with transvaginal color Doppler ultrasound. Ultrasound Obstet. Gynecol. 2 (1992) 338 – 344

[32] Timor-Tritsch, I. E., J. P. Lerner, A. Monteagudo: Transvaginal sonographic characterization of ovarian masses using color flow-directed Doppler measurements. In Early detection of ovarian carcinoma with transvaginal sonography. Potentials and limitations. Hrsg.: Fleischer, A. C., H. W. Jones. Raven Press, New York (1993)

[33] Weiner, Z., I. Thaler, D. Beck. S. Rottem, M. Deutsch, J. M. Brandes: Differentiating malignant from benign ovarian tumor with transvaginal color flow imaging. Obstet. Gynecol. 79 (1992) 159 – 162

[34] Young, R. C., L. A. Walton, S. S. Ellenberg, H. D. Homesley, G. D. Wilbanks, D. G. Decker, A. Miller, R. Park, F. Major: Adjuvant therapy in stage I and stage II epithelial ovarian cancer. N. Engl. J. Med. 322 (1990) 1021 – 1027

Sachverzeichnis